Ruth Pfennighaus

Wir sind für den Garten geboren

Naturheilmittel für Körper, Seele und Geist neu entdecken. Ein ganzheitliches Praxisbuch.

Francke

Liebe Leserin, lieber Leser,
die in diesem Buch bereitgestellten Informationen sollen Ihnen dabei helfen, gesund zu leben. Sie können jedoch kein Ersatz für eine ärztliche Diagnose oder die Behandlung durch einen ausgebildeten Mediziner sein. Bitte suchen Sie unbedingt einen Arzt auf, wenn Sie das Gefühl haben, krank zu sein!

Ihre Ruth Pfennighaus

Bibliografische Information Der Deutschen Nationalbibliothek
Die Deutsche Nationalbibliothek verzeichnet diese Publikation in der Deutschen Nationalbibliografie; detaillierte bibliografische Daten sind im Internet über https://dnb.dnb.de abrufbar.

5. Auflage 2021
ISBN 978-3-86827-721-0

35037 Marburg an der Lahn

Umschlagbild: © shutterstock / Valentina_G
Umschlaggestaltung & Satz: Verlag der Francke-Buchhandlung GmbH

Fotos Innenteil:
© privat: Sr. Christine Muhr „Der Hoffnungsgarten“ (S. 14); Andrea Theis-Stephan (S. 6, 8, 10, 13, 26, 79, 81, 82, 84, 86, 87, 92, 97, 99, 101, 102, 104, 105, 109, 114, 116, 117, 119, 122, 124, 126, 127, 129, 131, 134, 137, 140, 143, 156, 162, 164, 167)
© www.pixabay.com: Pexels (S. 17, 20, 33); WikiImages (S. 28); LyubovKardakova (S. 35); Regenwolke0 (S.38); cocoparisienne (S. 44); RitaE (S. 46, 151); klimkin (S. 49); StockSnap (S. 50, 66, 147); xiangying_xu (S. 52); Engin_Akyurt (S. 56); putevodnik (S. 58); silviarita (S. 60, 154); fietzfotos (S. 62); LukeErickson (S. 71); Anemone123 (S. 73); sasint (S. 75); congerdesign (S. 88); asterkoralle (S. 107, 120); WikimediaImages (S. 111); Arcaion (S. 112); LoboStudioHamburg (S. 130); Peka (S. 136); jill111 (S. 145); monicore (S. 149); Augenschaschlik (S. 157); FixiPixi_deluxe (S. 158); gate74 (S. 158); maxmann (S. 159); Free-Photos (S. 159); KRiemer (S. 160); zjazjazoie (S. 160); naturalpastels (S. 161); rayne27 (S. 161); cokolatetnica (S. 162); StarFlames (S. 163); roegger (S. 163); starbright (S. 164); Waldrebell (S. 165); scym (S. 165); ImageParty (S. 166); Einladung_zum_Essen (S. 166); eloneo (S. 168); markusspiske (S. 168); Ajale (S. 169); Hans (S. 128)
© www.fotolia.com: inarik (S. 65); romy mitterlechner (S. 23); Alx (S. 42)
© www.shutterstock.com: Pressmaster (S. 30); Somporn Phonkrathok (S. 90); Marina Shanti (S. 152)
© www.iStockphoto.com: siur (S. 132); leonikonst (S. 139)

Printed in Czech Republic
www.francke-buch.de

Inhaltsverzeichnis

Danksagung 5
Wie alles für mich begann 7

Teil 1 – Die acht Heilkräfte 17
1 | Eine Einführung 18
2 | Die vier Heilkräfte des Körpers 23
1. Wasser 23
*Geschenk des Wassers * Tipps zum Wassertrinken * Gründe fürs Wassertrinken u.v.m.*
2. Essen 29
*Einfache Ernährungstipps * Kleines Kautraining * Basische Ernährung u.v.m.*
3. Ruhe 48
*Sabbatzeiten im Alltag schaffen * Erquickender Schlaf * Ruhe finden u.v.m.*
4. Tägliche Bewegung 56
*Adrenalinabbau in den Pausen * 30 Minuten für mehr Lebensqualität * Wunderbare Welt der Faszien u.v.m.*
3 | Die vier Heilkräfte der Seele 63
5. Vertrauen 63
*zu Gott * zu anderen * zu uns selbst*
6. Orientierungssinn 67
*Sinnstiftendes im Leben finden * Das Leben ausgewogen gestalten*
7. Liebe 69
*Anerkennen, dass nichts wichtiger ist * Aktiv werden * Auf Gottes Liebe vertrauen*
8. Leichtigkeit 74
*Das Leben leicht nehmen * Von Kindern lernen*

Aufmerksam mit dem Wertvoll-Prinzip durch den Tag 77

Teil 2 – „Ach du grüne Neune!" – Heilende Wildkräuter 79
1 | Das Wissen um die heilende Wirkung von heimischen Kräutern 80
2 | Essen Sie sich mit Wildkräutern durch den Frühling 81
3 | Mein kleiner Wildkräuter-Sammelkalender 85
4 | Tipps zum Sammeln und Trocknen der Wildkräuter 86

5 | Kleine Teekunde 89
6 | Meine drei wichtigsten Kräuter-Heiltees 90
7 | Meine heilkräftigsten Wildpflanzen 91
8 | Bitterstoffe und Schwedenbitter 122
9 | Unsere pflanzlichen Antibiotika 125
10 | Kleine Frauenheilkunde 133
11 | Ein kleiner Exkurs in die Naturkosmetik 147
12 | Das Immunsystem winterfest machen - Selbstheilungskräfte anregen und stärken 151
13 | Rezepte 155

Unsere Welt – ein Geschenk auf Zeit 170
Nachwort 172
Literaturempfehlungen 173
Über das Ganzheitliche Gesundheitshaus und den Hoffnungsgarten 175

Danksagung

Dieses Buch wäre ohne meinen Mann Dietmar nicht entstanden. Es ist aus langjähriger Zusammenarbeit zum Thema ganzheitliche Gesundheitsarbeit erwachsen. Viele Impulse, besonders zur seelischen Gesundheit, stammen von ihm. Danke für die langen Gesprächsspaziergänge und die wertvollen Hinweise an mich, die ich doch eher rede- als schreibbegabt bin!

Ein besonderer Dank geht auch an meine zwei „Gesundheitsfreundinnen“ Christiane Frauenlob und Gerhild Peter, die seit vielen Jahren meine Entdeckungsreisen auf den Spuren ganzheitlicher Gesundheit begleiten und mich immer wieder ermutigen.
Christiane ist die kreativste Köchin, die ich kenne. Von ihr stammen die großartigen Rezepte in diesem Buch.
Gerhild hat mir als ganz junge Frau die ersten Vollkornbrötchen beigebracht und mich bei sinnvollen Korrekturen im Leben beraten.
Danke für eure lange, inspirierende Freundschaft!

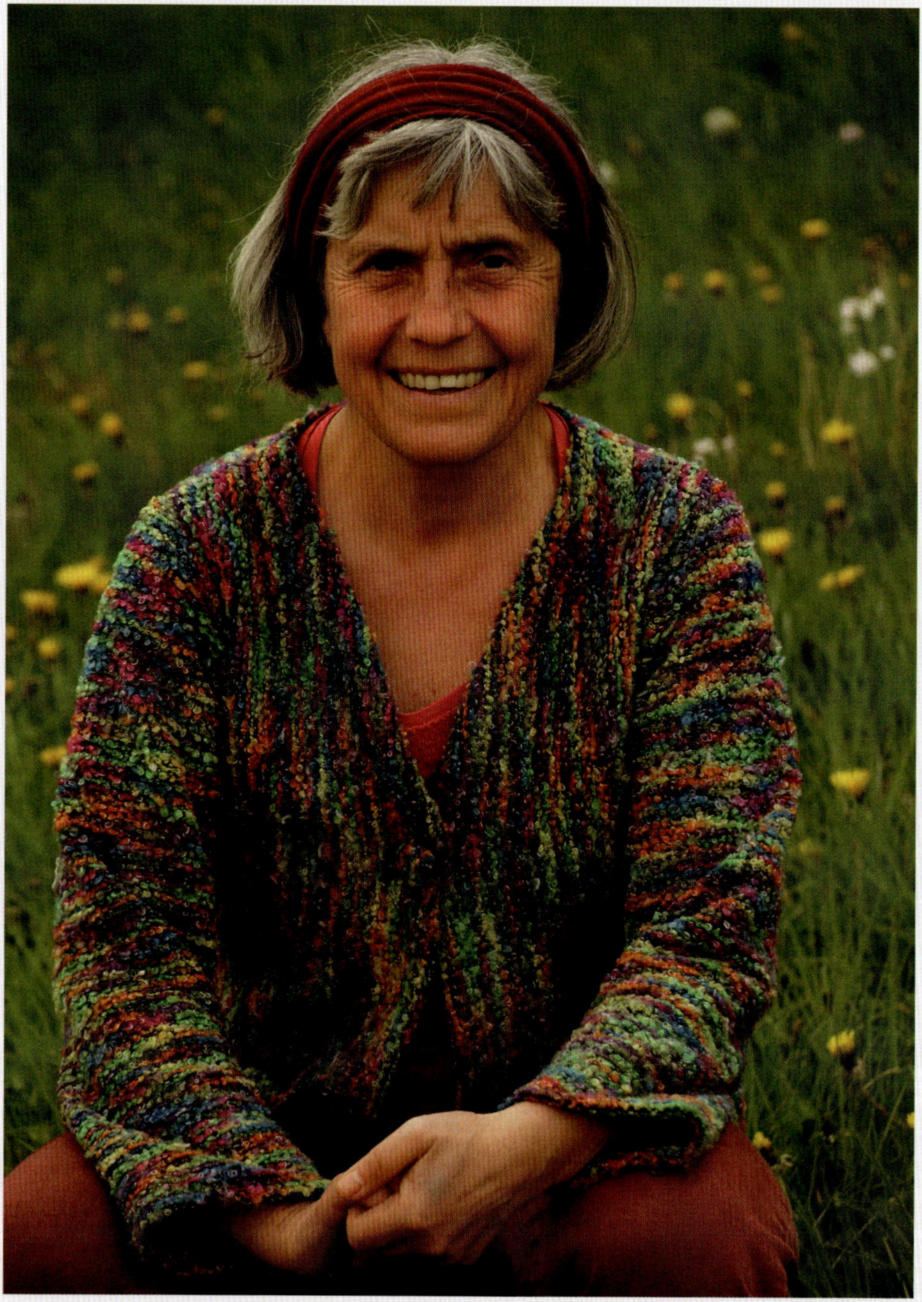

Wie alles für mich begann ...

35 stürmische Jahre liegen hinter mir. Als Pastorenfrau, Mutter von fünf Pflegekindern, Ehefrau eines kreativen, inzwischen seit vielen Jahren freiberuflich tätigen Ehemannes und Besitzerin eines großen Hauses und riesigen Gartens. Als Ernährungs- und Gesundheitsberaterin, Leiterin von Kochkursen, Fastenwanderungen und basischen Wochen und seit Neuestem auch von Kräutergartenführungen.

Die Begeisterung für alles, was mit gesunder Ernährung und einem gesunden Lebensstil zusammenhängt, habe ich sozusagen bereits mit in die Wiege gelegt bekommen. Meine Mutter interessierte sich brennend für diese Themen und nahm mich schon als kleines Kind zu den Gesundheitsvorträgen mit, die sie besuchte, was zu der damaligen Zeit alles andere als üblich war. Heute gibt es Vorträge zum Thema Gesundheit, Ernährung und einem ausgeglichenen Lebensstil wie Sand am Meer, aber damals waren solche Veranstaltungen wirklich ungewöhnlich. Ich bin in den 1960er-/1970er-Jahren in Mecklenburg-Vorpommern aufgewachsen, nahe der Ostsee. Anders als heute konnte man Koch- und Ernährungskurse nicht einfach bei der Volkshochschule oder einer Familienbildungsstätte belegen. Aber auf der Insel Poel gab es damals einen Zahnarzt, der Vorträge zum Thema gesunde Ernährung anbot und diese in vielen christlichen Gemeinden in Mecklenburg hielt, um die Menschen zu schulen. Und auch andere christliche Ärzte stellten ihr Wissen in Form von Vorträgen in Gemeinden zur Verfügung – einerseits, um für eine höhere Aufklärung in diesem Bereich zu sorgen, andererseits, weil dies auch für gemeindeferne Menschen äußerst attraktive Veranstaltungen waren, zu denen sie sich gerne einladen ließen.

Meine Mutter integrierte viele der Tipps und Anregungen in ihren Alltag und versuchte das zu verarbeiten, was ihre Umgebung hergab. Sie war keine große Gärtnerin – ganz im Gegensatz zu meinem Vater, der aus einer Kleinbauernfamilie stammte und zeit seines Lebens gerne im Garten arbeitete –, hat aber immer die verschiedensten Kräuter für Tees gesammelt und das Obst von unseren Streuobstwiesen weiterverarbeitet. Ich erinnere mich noch gut daran, wie überall im Haus Apfelringe an Bindfäden zum Trocknen hingen. Von vielem, was meine Mutter mir beigebracht hat, profitiere ich noch heute, und ihr Interesse am Thema Gesundheit hat mich nachhaltig geprägt.

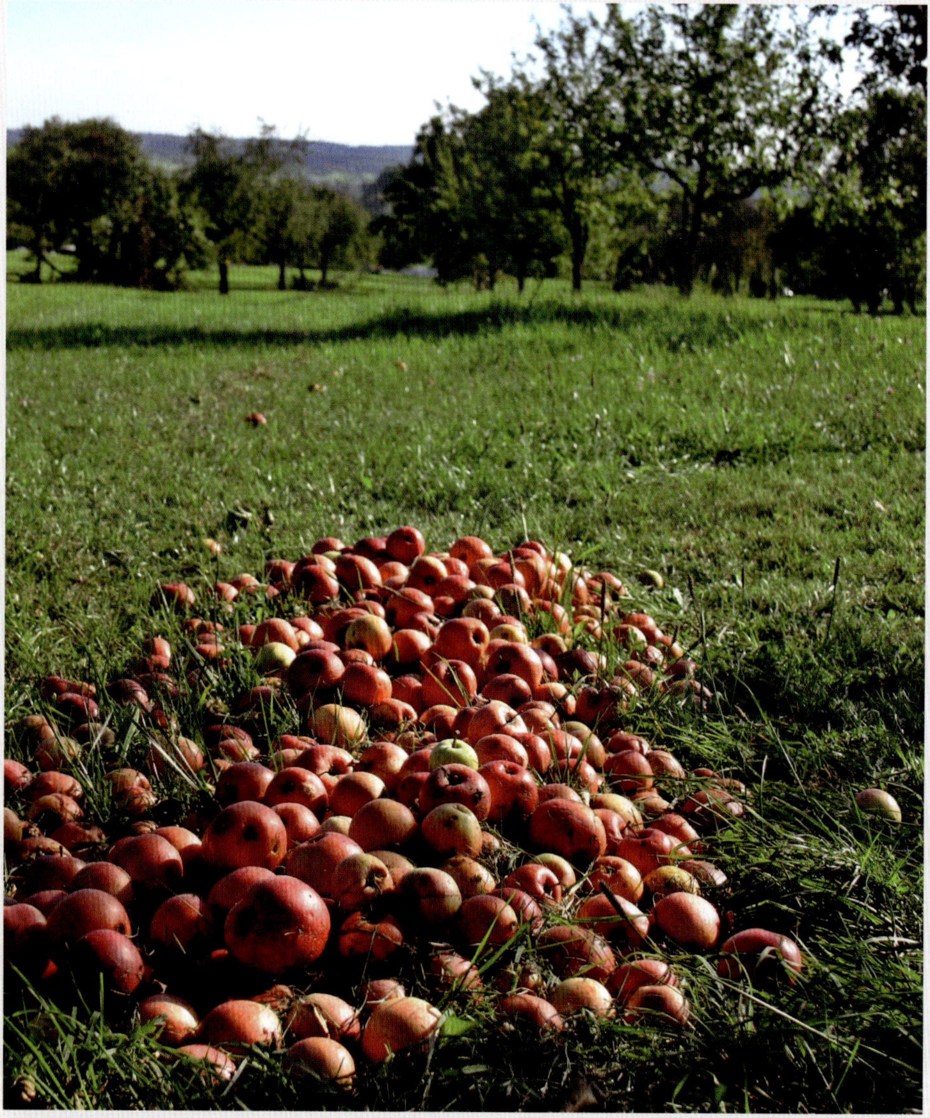

Vielleicht war es angesichts dieser Vorprägung nur folgerichtig, dass ich nach der Schule zunächst eine Ausbildung zur Krankenschwester machte. Nach der Hochzeit mit meinem Mann, einem Pastor, führte unser Weg uns dann in den Gemeindedienst. Dort machten wir vor allem Teestubenarbeit, doch irgendwann fing ich an, in unserer und den umliegenden Gemeinden Veranstaltungen zum Thema gesunde Ernährung anzubieten. Ich hielt erst einen kleinen Vortrag, dann kochten wir alle zusammen und aßen anschließend gemeinsam. Das waren die Anfänge.

Später gab ich als inzwischen ausgebildete Ernährungs- und Gesundheitsberaterin jahrelang Kochkurse, sowohl in der DDR als auch nach unserem Umzug im Westen, dann vorrangig an Volkshochschulen und Familienbildungsstätten. Es bereitete mir unsagbar viel Freude und war sehr befriedigend, Menschen die Augen dafür zu öffnen, wie sie mit einfachen Mitteln gesund leben können, und ihnen Basiswissen zum Thema Ernährung zu vermitteln. Dabei war mir immer wichtig, alltagstaugliche Rezepte zu verwenden. Aus eigener Erfahrung weiß ich, dass langfristig ohnehin nur das ins tägliche Leben integriert wird, was tatsächlich machbar ist. Alles andere hält man vielleicht eine kurze Zeit durch, gibt es dann aber wieder auf.

Doch obwohl mir diese Kochkurse wirklich Spaß machten, wurde mir die Arbeit irgendwann zu viel. Mit fünf Pflegekindern war unsere Familie inzwischen deutlich gewachsen und verlangte meine volle Aufmerksamkeit.

In dieser Zeit kam ich zum Fastenwandern – ursprünglich, weil ich nach einem geeigneten Ausgleich zu meinem stressigen Alltag als Mutter von fünf Kindern gesucht habe. Ich wollte verhindern, dass ich einen Burnout bekam, und da ich ein Bewegungsmensch bin, schien mir das Fastenwandern hierfür eine geeignete Methode zu sein. Also meldete ich mich als Teilnehmerin an. Inzwischen biete ich selbst seit fast 20 Jahren Fastenwanderungen an, bevorzugt in meiner alten Heimat, an der Ostsee. Durch kaum etwas verändern Menschen sich so sehr wie durchs Fastenwandern. Fasten ist die tiefgründigste Methode, die man sich überhaupt vorstellen kann, um Körper, Seele und Geist wieder in die Ordnung zu bringen. Allerdings merkte ich rasch, dass so mancher sich sehr schwer damit tut, zu fasten, und so begann ich, zusätzlich Kurse zur basischen Ernährung anzubieten. Denn das Basische hat genau den gleichen Effekt wie Fasten, ist aber einfacher, weil die Menschen dabei Obst und Gemüse essen können, bis sie satt sind.

2010 machte ich dann im Vogelsberg noch eine Ausbildung zur Phytotherapeutin / Kräuterfrau. Ich habe lange nach einer Möglichkeit gesucht, mich in diesem Bereich weiterzubilden, ohne dass die botanische und medizinische Wissensvermittlung mit esoterischem Gedankengut verquickt wird. In Doris Grappendorf, einer Botanikerin und Heilpraktikerin, habe ich eine ausgezeichnete Lehrmeisterin gefunden. Die Ausbildung bei ihr war die schönste, die ich je gemacht habe.

Vormittags haben wir uns mit verschiedenen Krankheiten und den Pflanzen, mit denen sie behandelt werden können, beschäftigt, nachmittags dann die entsprechenden Pflanzen verarbeitet. Das war sozusagen das letzte Puzzlestück, das mir zu allem, was ich bereits gemacht hatte und mache, fehlte. Es hat mich schon immer fasziniert, welche ungeheure Wirkkraft Gott in die Kräuter und Pflanzen, die uns umgeben, hineingelegt hat. Er hat uns mit einer wahren Apotheke umgeben – doch leider wissen wir oft viel zu wenig darüber, um sie zu nutzen. Für mich begannen spannende Entdeckungsjahre mit meinen „grünen Freunden“ auf unserer Wiese im Garten.

Mittlerweile haben mein Mann und ich in Marburg das „Ganzheitliche Gesundheitshaus“ gegründet, zu dem auch ein wunderschöner Kräutergarten, der „Hoffnungsgarten“ gehört.

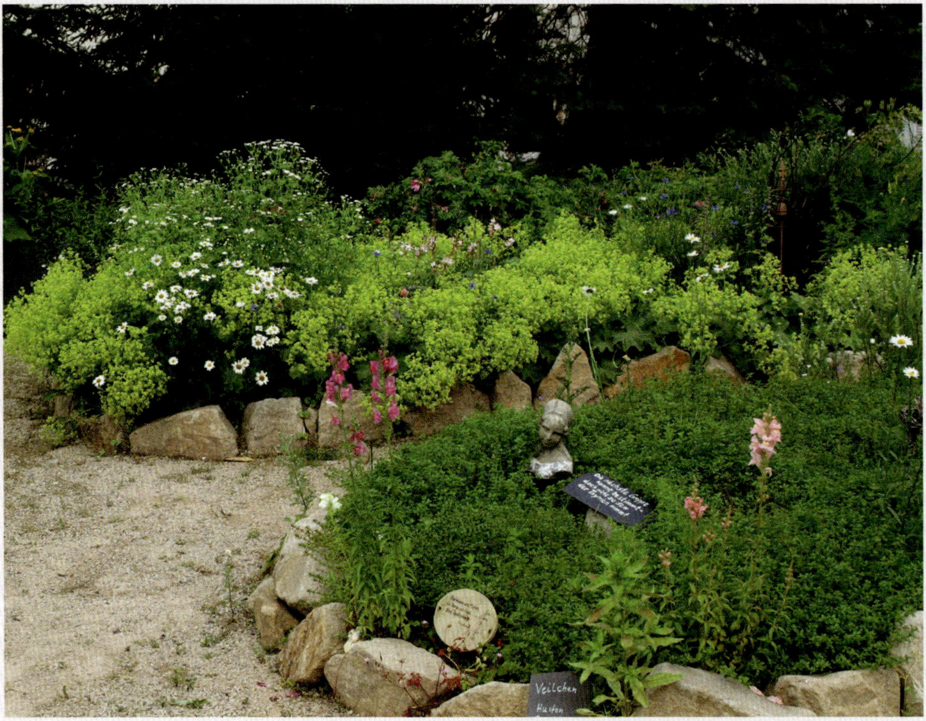

Schon viele Jahre hatten wir davon geträumt, das Wissen und die Kompetenzen, die wir im Lauf der Jahre erworben haben, zu bündeln und zusammenzutragen und Menschen ganzheitlich zu beraten. Während ich mich all die Jahre in meinen Kursen primär damit beschäftigt hatte, was zum körperlichen Wohlbefinden des Menschen beiträgt, hatte mein Mann sich vorrangig mit der seelischen Komponente beschäftigt und sich in diesem Bereich weitergebildet. Er war bereits seit vielen Jahren als Supervisor und Therapeut tätig, hielt Vorträge und Seminare zum Thema Seelsorge. Doch uns beiden war mit der Zeit immer klarer geworden, wie eng diese Bereiche miteinander verzahnt sind und dass nur ein ganzheitlicher Ansatz wirklich dazu führt, dass ein Mensch gesünder, gelassener und auch glücklicher durchs Leben gehen kann. In unseren ganzheitlichen Gesundheitsseminaren verknüpfen wir daher Naturheilkunde, Medizin, Beratung für die Seele und Gebet miteinander.

Es gibt acht verschiedene Heilkräfte, denen es Aufmerksamkeit zu schenken gilt, wenn man gesund durchs Leben gehen will. Diese acht Heilkräfte bilden die Elemente des „WERTVOLL"-Prinzips, das wir Ihnen im ersten Teil des Buches näher vorstellen möchten. Wir haben die Erfahrung gemacht, dass wir Menschen dazu tendieren, einige dieser Elemente überzubetonen, während wir andere vernachlässigen. Ich persönlich habe zum Beispiel lange Zeit meinen Hauptfokus auf den Bereich Ernährung gelegt, während ich andere Bereiche wie die Bewegung eher vernachlässigt habe. Doch heute weiß ich, dass die Bewegung genauso wichtig, wenn nicht sogar wichtiger ist. Und zweifelsohne kann ein Mensch noch so sehr auf seine Ernährung, ausreichend Bewegung und sein sonstiges körperliches Wohlbefinden achten – wenn er dabei sein seelisches und geistliches Befinden außer Acht lässt, weder gute Beziehungen zu seinen Mitmenschen noch zu sich selbst oder Gott hat, wird er kaum ein glückliches Leben führen.

In unserem Gesundheitshaus bieten wir daher die unterschiedlichsten Kurse an, um Menschen ganzheitlich zu beraten. Dabei erlebe ich immer wieder, wie ein Satz, den ich meinen Kursteilnehmern mit auf den Weg gebe, ihnen im wahrsten Sinne des Wortes die Augen öffnet und viele Gesundheitsprinzipien plötzlich auf einen Blick einleuchtend erscheinen lässt. Es handelt sich um den Satz, der auch zum Titel dieses Buches geworden ist: *Wir sind für den Garten geboren*. Damit möchte ich nicht zu mehr Gartenarbeit ermutigen – anders als die Leute oft denken, bin ich kein Gartenfreak; mich begeistern weniger perfekt orchestrierte Tulpenecken als vielmehr das Einfache wie Wildkräuterwiesen und wilde Ecken –, sondern ich möchte ins Gedächtnis rufen, dass Gott uns Menschen ursprünglich für den Garten Eden geschaffen hat. Und das merkt man bis heute in unserer DNA. Wir sind eigentlich als „Draußenmenschen" geschaffen. Deshalb tut uns frische Luft so gut, deshalb jauchzt unsere Seele auf, wenn wir barfuß durchs Gras gehen, deshalb freut sich unser Körper, wenn wir ihn mit Obst und Gemüse, Nüssen und anderen natürlichen Lebensmitteln füttern anstatt mit Industrienahrung. Im Garten Eden bekamen wir unseren „Speiseplan" noch von Gott:

„Und Gott sprach: Sehet da, ich habe euch gegeben alle Pflanzen, die Samen bringen, auf der ganzen Erde, und alle Bäume mit Früchten, die Samen bringen, zu eurer Speise." (1. Mo. 1,29)

Und auch andere Elemente, die für unser allgemeines Wohlbefinden wichtig sind, leuchten sofort ein, wenn wir sie vor dem Hintergrund betrachten, dass wir eigentlich für den Garten Eden geschaffen wurden. Deshalb sehnen wir uns zum Beispiel so sehr nach harmonischen Beziehungen – denn dort hatten wir sie. Sowohl zueinander als auch zu Gott. Gott ging im Garten Eden jeden Abend mit Adam und Eva spazieren. Kann man sich eine innigere Beziehung vorstellen? Und auch Ruhe gehörte ganz selbstverständlich zum Alltag dazu. Sie war von vorneherein mit eingeplant.

Übrigens: Selbst als der Mensch den Garten Eden verlassen musste, trug Gott noch Vorsorge für seine Ernährung und Gesundheit. In das, was scheinbar minderwertig war („Dornen und Disteln soll dir der Acker tragen, und du sollst das Kraut auf dem Felde essen", 1. Mo. 3,18), legte Gott große Heilkraft – wie z.B. in die Brennnessel. So etwas Wundervolles kann nur Gott tun.

„Der Herr hat die Arznei aus der Erde geschaffen, und ein Vernünftiger verachtet sie nicht." (Jesus Sirach 38,4)

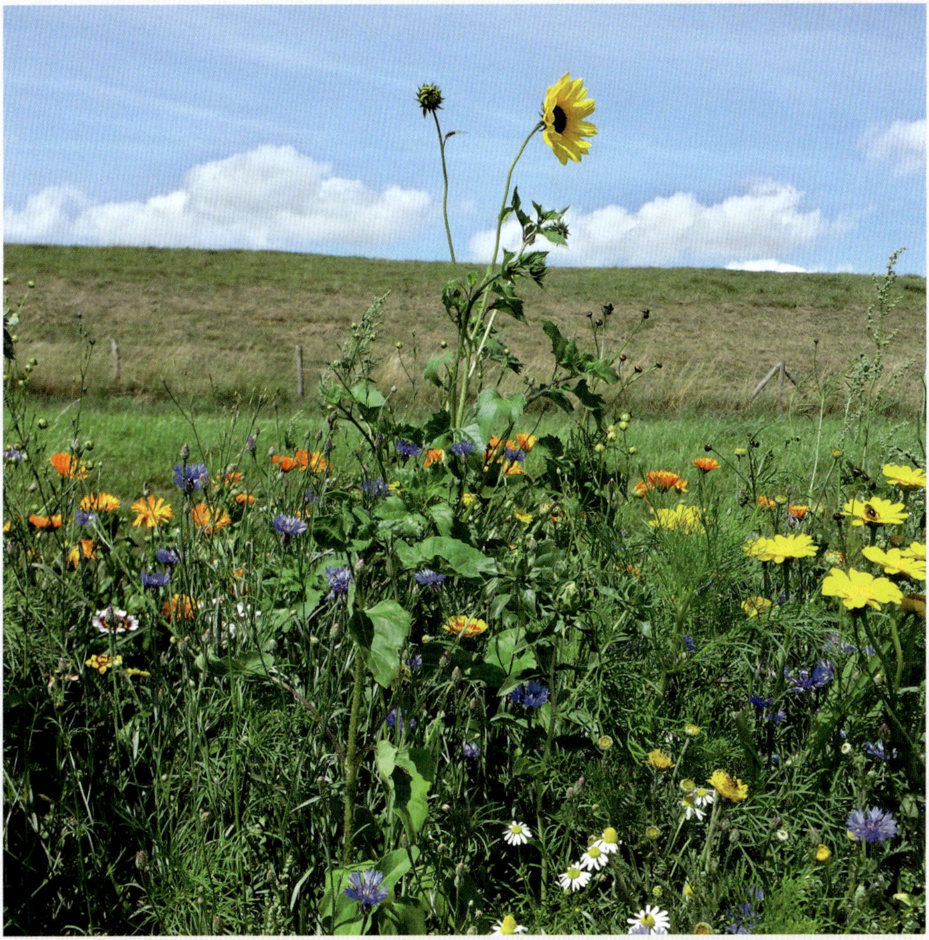

Im zweiten Teil dieses Buches lade ich Sie daher dazu ein, sich mit mir auf eine Entdeckungsreise in die Welt der Kräuter zu machen und mehr über die Geschenke zu erfahren, die Gott Ihnen vor die Haustür gelegt hat.

In meinen Kursen – egal ob es basische Ernährungswochen, Kräuterführungen oder Fastenwanderungen sind – werden mir immer wieder dieselben Fragen gestellt. Zum Beispiel: „Was kochst du denn so an einfachem und gesundem Essen?“, „Wie ernähre ich mich eigentlich basisch?“, „Ich habe oft Kopfschmerzen, kann mir da eine Ernährungsumstellung helfen?“, „Kann man Giersch wirklichen essen und wie verwende ich ihn?“, „Was kann ich gegen meine Süßigkeitssucht tun?“.

Aus diesen und anderen Fragen entstand die Idee, dieses Buch zu schreiben. Gerne möchte ich die Gesundheits- und Ernährungsgrundsätze, das Kräuterwissen, die bewährten Rezepte und die Tipps für einen ganzheitlichen Lebensstil weitergeben, die mich selbst über die Jahre positiv begleitet haben. Dabei geht es mir nicht so sehr darum, Ihnen ein möglichst umfangreiches Wissen mit auf den Weg zu geben, sondern vielmehr einige wenige Grundsätze und Anregungen, die sich tatsächlich in Ihr Leben integrieren lassen.

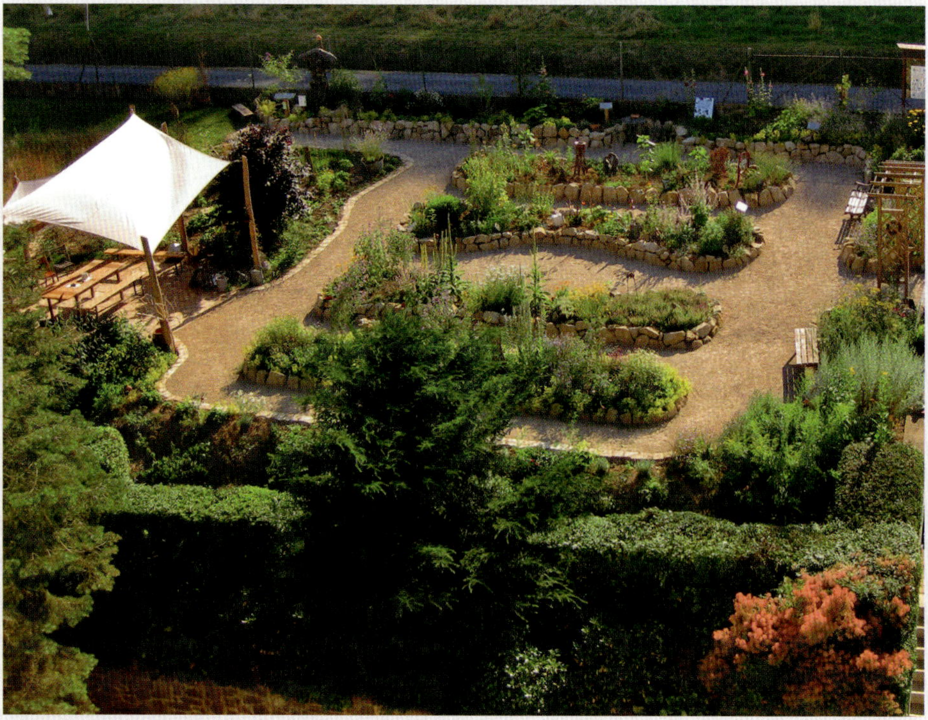

Dies soll ein Buch für den Alltag sein, einfach umsetzbar und im täglichen Leben erprobt. Wichtig ist das „Dranbleiben". Mich persönlich hat das intensiv herausgefordert. Doch ich koche täglich frisch, bewege mich gerne draußen, esse täglich meine Handvoll Grünes von der Wiese, versuche nicht zwischendurch zu essen und meine Mittagspause einzuhalten.

Allerdings bin ich im Lauf der Jahre realistisch geworden. Manche Aspekte eines gesunden Lebensstiles halte ich eine ganze Weile durch, andere dagegen nicht lange. Aber einiges aus unseren ganzheitlichen Gesundheitsprogrammen ist mir so wichtig geworden, dass ich es über die Jahre fest in meinem Tagesablauf verankert habe.

Denken Sie daran: Sie müssen nicht alles auf einmal umsetzen, was Sie auf den folgenden Seiten lesen. Fangen Sie mit wenig an. Bestimmt entdecken Sie die eine oder andere Anregung, die Sie direkt anspricht, dann versuchen Sie diese in Ihren Alltag zu integrieren. Ich hoffe und wünsche, dass die hier vorgestellten Impulse Sie ermutigen und zu einem frohen, gesunden und ganzheitlichen Lebensstil anregen.

Ihre Ruth Pfennighaus

Erster Teil:
Die acht Heilkräfte

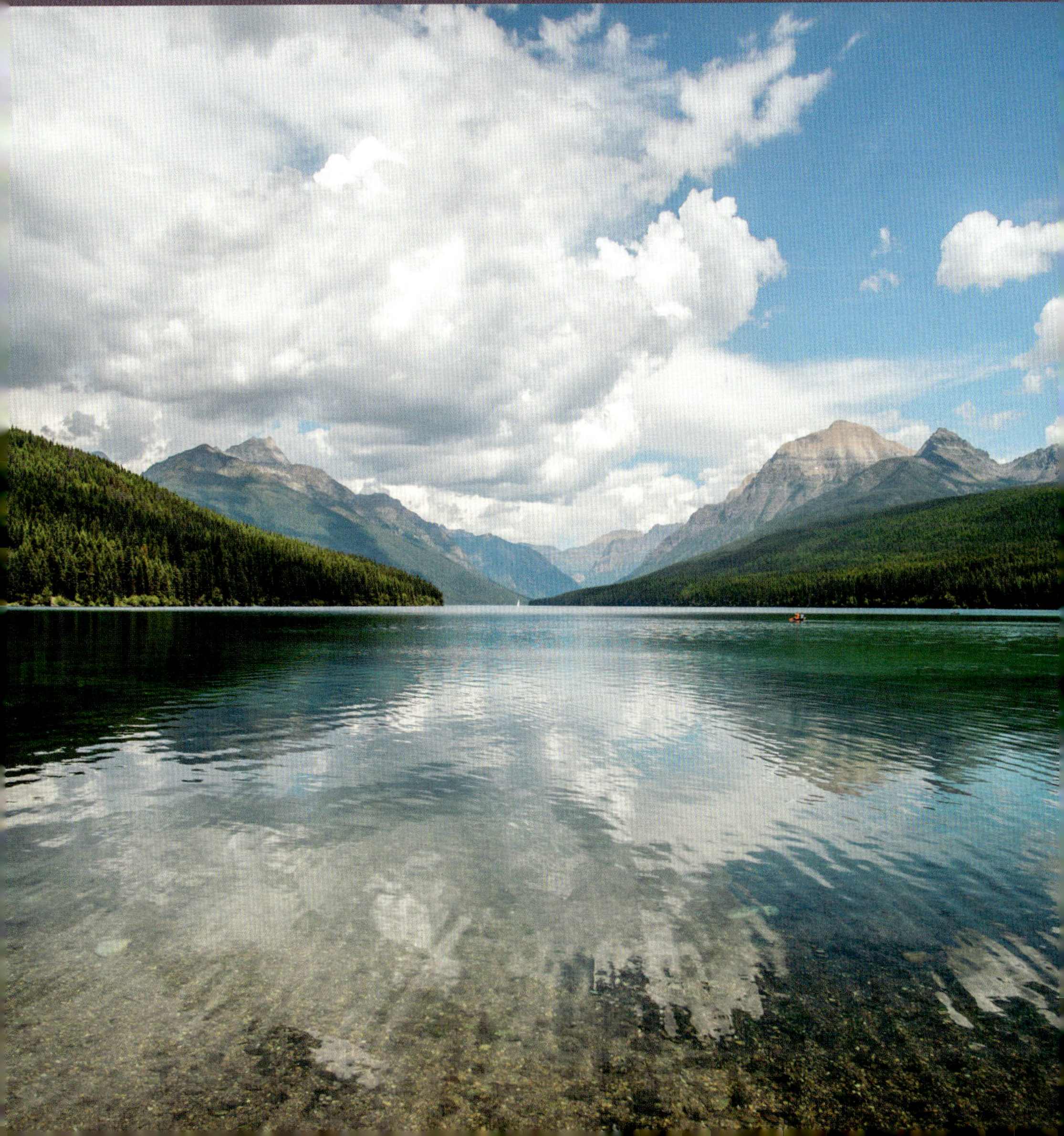

1 | Eine Einführung

In unserer Gesellschaft dreht sich viel um das Thema Gesundheit. Aber nehmen wir unsere Gesundheit wirklich wahr oder können wir lediglich spüren, wenn wir krank sind? Wann sind Sie z.B. zuletzt mit dem Gedanken aufgestanden: „Wie wunderbar gesund fühle ich mich doch heute"? Das kann sich ändern.

Deshalb wollen wir unsere Aufmerksamkeit auf acht „Gesundbrunnen" lenken, also Heilkräfte, die uns einerseits darauf hinweisen, welche Möglichkeiten wir haben, selbst Einfluss auf unser Wohlbefinden zu nehmen, und die uns andererseits beim Erhalt oder der Wiedererlangung unserer Gesundheit unter die Arme greifen. Diesen acht Unterstützern sind die einzelnen Buchstaben des Wortes „WERTVOLL" zugeordnet, weil es darum geht, ihren Wert für unsere Gesundheit und unser allgemeines Wohlbefinden zu entdecken und voll auszuschöpfen.

Wasser
Essen
Ruhe
Tägliche Bewegung
Vertrauen
Orientierungssinn
Liebe
Leichtigkeit

Die Heilkräfte, die die erste Silbe des Wortes „WERTVOLL" bilden – Wasser, Essen, Ruhe, tägliche Bewegung –, haben in erster Linie Einfluss auf unser körperliches Wohlbefinden. Die Heilkräfte, die die zweite Silbe des Wortes ergeben – Vertrauen, Orientierungssinn, Liebe, Leichtigkeit –, beeinflussen primär den Zustand unserer Seele. Doch es besteht eine enge Verbindung zwischen allen acht Heilkräften und wer ein gesundes, ausgewogenes Leben führen möchte, sollte sie alle in Anspruch nehmen.

Im Folgenden möchte ich Ihnen gerne konkret aufzeigen, wie Sie sich im Alltag auf diese acht Kraftquellen besinnen können.

Rechnen Sie mit folgenden Auswirkungen:

- Sie fühlen sich ermutigt und einfach wohler.
- Sie stärken Ihre Gesundheit.
- Sie fühlen sich deutlich weniger von Krankheit bedroht, weil Sie um all die Kräfte in Ihnen wissen, mit denen Sie sich im Zweifelsfall zur Wehr setzen können.

Handlungsfähiger, als wir gedacht haben

Wenn wir uns nicht wohlfühlen oder regelrecht krank sind, erleben wir uns oft als den Umständen, den momentanen Einschränkungen oder dem Krankheitsverlauf ausgeliefert. Doch hängt es wirklich von unabänderlichen Faktoren ab, dass wir uns als handlungsunfähig wahrnehmen, oder ist dies nicht vielmehr eine Frage der Perspektive? Indem wir alle Hilfe von außen erwarten, überwinden wir das Gefühl der Hilflosigkeit nicht. Schließlich können wir uns keineswegs sicher sein, dass unsere Probleme bald überwunden sein werden.

Es lohnt sich, dem Eindruck entgegenzutreten, überhaupt nichts selbst dazu beitragen zu können, dass wir uns besser fühlen. Sonst könnten wir uns letztlich als Opfer fühlen, das von anderen gerettet werden muss. Genau dieser Vorstellung sollten wir entgegenwirken – und das können wir auch! Denn Gott hat längst vieles in uns oder in unser unmittelbares Umfeld hineingelegt, das uns stärken kann!

Ihr Kompass

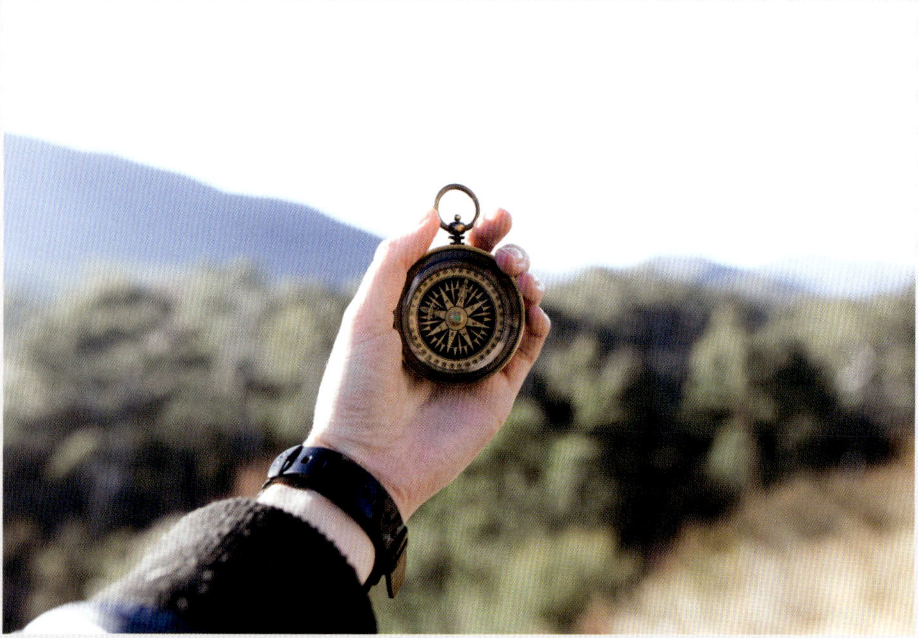

Lassen Sie sich einen Kompass durch den Dschungel gesundheitlicher Ratschläge beschreiben. Denn vieles ist einleuchtend. Das Gegenteil aber auch. So sind wir manchmal reichlich verwirrt, was uns wirklich guttut. Wie es sich für einen Kompass gehört, sind vier Punkte wichtig:

DENKEN SIE WEIT!

Natürlich kann es uns bei Unwohlsein oder einer belastenden Krankheit als vorrangigstes Ziel erscheinen, Gesundheit und Leistungsfähigkeit wiederherzustellen. Doch wenn alles allein unter dem Aspekt der Funktionalität betrachtet wird, muss uns das Leben sehr mühsam erscheinen – einschließlich unserer Bemühungen um unsere Gesundheit.

Fragen Sie sich nicht nur, wie Sie gesund werden oder bleiben können. Haben Sie auch im Blick, was Ihr Leben ausmacht und Ihnen ganz besonders wichtig ist. Wenn

Sie vor Augen haben, was Ihnen durch die Stärkung oder Wiedererlangung der Gesundheit alles möglich sein wird, sind Sie motiviert, aktiv etwas für sich zu tun. Haben Sie insgesamt eine Erhöhung von Lebensqualität und Reifungsschritte unter dem Segen Gottes im Blick, ist der Weg schon ein Gewinn. Sie profitieren von den Schritten selbst dann, wenn Sie ein bestimmtes Heilungsziel nicht erreichen können. Schließlich haben Sie sich vergewissert, was Ihnen kostbar ist, und waren es sich wert, sich dafür einzusetzen.

WAGEN SIE VERTRAUEN!

Lassen Sie sich nicht von tausend Informationen verrückt machen. Wenn Sie alles in sich aufnehmen, was Sie über Ihre Gesundheit in Erfahrung bringen können, wird Sie das nicht weiser machen. Lassen Sie sich vor allem keine Angst machen. Denn Angst ist bekanntlich ein schlechter Ratgeber. Fürchten Sie sich nicht davor, etwas zu unterlassen oder falsch zu machen. Vertrauen Sie auf die Führung Gottes, der uns äußerst gerne gibt, wenn uns Weisheit mangelt: „Wenn es aber jemandem unter euch an Weisheit mangelt, so bitte er Gott, der jedermann gern und ohne Vorwurf gibt; so wird sie ihm gegeben werden.“ (Jak. 1,5).

WECKEN SIE IHREN ABENTEUERGEIST!

Wer etwas haben möchte, das er noch nie hatte, sollte etwas tun, was er noch nie getan hat. Warten Sie nicht darauf, dass andere umfassend und unter Einbeziehung aller Hilfsmöglichkeiten auf Ihre Gesundheit schauen, sondern werden Sie auch selbst aktiv. Wagen Sie etwas Neues, das Ihnen nicht allzu schwer erscheint. Sie werden staunen, was es bewirkt.

SEIEN SIE GUT IN KONTAKT ZU SICH SELBST!

Versuchen Sie wahrzunehmen, was Ihnen selbst stimmig erscheint und zu Ihnen passt. Für den Fall, dass Sie krank sind: Hören Sie genau auf die Informationen, die Ihnen von den medizinischen Experten zur Verfügung gestellt werden. Und dann treffen Sie Ihre Entscheidungen, die umso reifer und gesünder sind, als Sie sich der Einzigartigkeit Ihrer Persönlichkeit bewusst sind.

Es ist auch sehr gesund, geduldig mit sich selbst zu sein und nicht ständig frustriert auf das zu stieren, was sich gerade nicht umsetzen lässt. Beklagen Sie sich nicht, wenn Sie längst nicht alle Erkenntnisse in Ihrem täglichen Leben anwenden können. Je spielerischer Sie etwas ausprobieren, desto mehr verhilft es Ihnen zu der Leichtigkeit, die Sie sich wünschen.

Mit diesem Kompass in der Hand können wir nun die einzelnen Bestandteile des WERTVOLL-Prinzips genauer erkunden. Fragen Sie sich von jetzt an immer wieder: Welche dieser Chancen, welche dieser acht Heilkräfte für ein gesundes Leben habe ich noch nicht ausgeschöpft? Was kann mich bereichern und sich deshalb als wertvoll erweisen?

Sie können sich die acht Heilkräfte auch wie ein Ärzteteam vorstellen, das Ihnen stets zur Verfügung steht und sich gegenseitig ergänzt. Viel Freude und Gewinn auf Ihrer Entdeckungsreise!

2 | Die vier Heilkräfte des Körpers

1. WASSER

Das Geschenk des Wassers

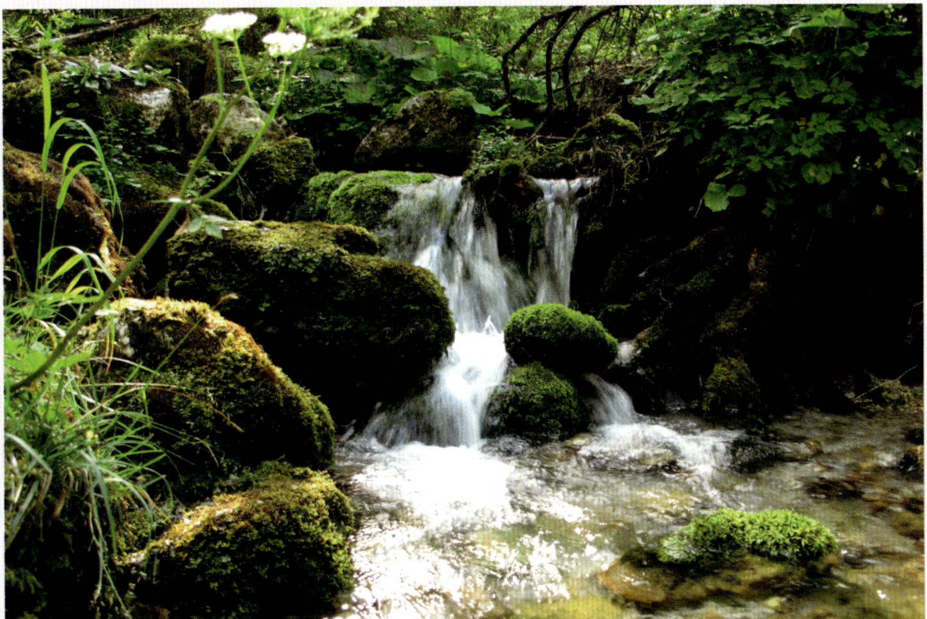

Ohne Wasser gibt es kein Leben. Wie sehr das Leben mit dem Wasser verbunden ist, können wir in unserer Zivilisation heute wahrscheinlich nicht ganz ermessen, weil uns die Abhängigkeit vom Wasser nicht in vollem Maße bewusst wird.

Die Bibel spricht häufig vom Wasser, wenn es um das Leben selbst und Lebendigkeit geht. So sagt Jesus: „Wer an mich glaubt, von dessen Leib werden, wie die Schrift sagt, Ströme lebendigen Wassers fließen." (Joh. 7,38) Natürlich verstehen wir das zunächst in dem Sinne, dass auf die Verheißung von Jesus hin eine belebende oder auch lebensspendende Kraft von uns ausgeht.

Doch Wasser ist hier nicht als ein beliebiges Bild verwandt. Wir sollten für unsere Gesundheit und gesamte Befindlichkeit die Bedeutung des Wassers neu entdecken.

Wir bestehen zu ungefähr 60 Prozent aus Wasser. Jede Zelle, jeder Muskel, jeder Knochen und unser äußerst wichtiges Bindegewebe, das alles umhüllt und stützt, enthalten Wasser. So kann unser Körper nur mit einer guten Wasserversorgung optimal arbeiten.

Der Pfarrer Sebastian Kneipp (1821-1897), der zunächst selbst schwer erkrankt war, kurierte sich mit einfachen kalten äußeren Wasserkuren. In seiner Wirkungsstätte Wörishofen konnte er vielen Leidenden mit seinen Wasserkuren helfen. Er sagte:

„Ich glaube, dass ich kein Heilmittel anführen kann, das sicherer heilt als das Wasser."

Wasser ist darüber hinaus ein wichtiges Lebensmittel und gibt Energie. Unser Stoffwechsel wird nicht nur von Kalorien aufrechterhalten. Wenn wir ein großes Glas Wasser vor jeder Mahlzeit trinken, bereitet das erstens den Magen auf die wichtige Verdauungsarbeit vor und zweitens macht es uns schon einmal satt.

Gerade für Menschen mit Übergewicht kann Wasser ein gutes Lebensmittel zur Gewichtsreduzierung sein. Trinken Sie Wasser eine halbe Stunde vor dem Essen und dann erst wieder eine Stunde nach dem Essen. Versuchen Sie, das Trinken während des Essens zu vermeiden. Eine gute Verdauung wird nämlich schon im Mund vorbereitet. Das Trinken während des Essens verhindert oft, dass wir ausreichend lange und gut kauen. Doch je länger und sorgfältiger wir kauen, desto weniger kommt es zu Fäulnis und Gärung im Magen.

Durst ist ein Alarmsignal unseres Körpers, das wir meist zu wenig beachten. Bei Durstgefühl ist bereits ein Flüssigkeitsdefizit aufgetreten. Oft essen wir, anstatt zu trinken, weil unser Körper ständig den Wasserbedarf meldet und wir ihn fälschlicherweise füttern, statt zu „wässern". Denn nicht immer kann unser Gehirn den Unterschied zwischen Hunger und Durst erkennen. Manchmal sind wir einfach nur durstig, nicht hungrig!

Meine Tipps zum regelmäßigen Wassertrinken

Der Körper des Menschen kann Wasser nicht speichern, er kann also auch in Zeiten von Wassermangel nicht auf Reserven zurückgreifen. Permanenter Wassermangel schadet unserer Gesundheit. Daher ist es nötig, regelmäßig und über den ganzen Tag verteilt Wasser zu trinken!

❀ Um sich daran zu erinnern, regelmäßig zu trinken, füllen Sie sich jeden Morgen eine schöne Glaskaraffe mit 2 Litern Leitungswasser, das Sie mit Brennnessel, Minze und Blüten je nach Jahreszeit (z.B. Gänseblümchen, Löwenzahnblüten, Kapuzinerkresse, Kornblumen) verfeinern. Das Blütenwasser hat schon nach einer Stunde fertig gezogen und ist bereit zum Trinken. Man kann die Karaffe auch wieder mit frischem Wasser auffüllen. Das Blütenwasser ist einen Tag lang haltbar. Stellen Sie sich die Karaffe (oder die Wasserflaschen) gut sichtbar hin und nehmen Sie sich vor, diese bis zum Schlafengehen leer getrunken zu haben.

❀ Wenn Sie viel unterwegs oder im Büro sind, füllen Sie sich gleich morgens Ihre persönliche Tagesration Wasser in Flaschen ab. Finden Sie für sich heraus, ob Sie besser direkt aus einer Flasche trinken können oder sich das Wasser doch lieber in ein Glas füllen.

❀ Trinken Sie möglichst Wasser ohne Kohlensäure. Besonders Leitungswasser ist sehr gut geeignet, um Ihren Körper zu versorgen. Haben Sie keine Angst davor: Leitungswasser wird strenger kontrolliert als das Mineralwasser in Flaschen!

❀ Eine Wasserflasche sollte Sie bei jeglicher Aktivität begleiten. Dabei sind Glasflaschen oder Plastikflaschen ohne Weichmacher empfehlenswert.

❀ Im Winter trinken wir meist weniger. Das Trinken fällt uns dann leichter und ist gesünder, wenn wir das Wasser warm trinken und mit Zitrone oder Ingwer verfeinern.

❀ Wenn z.B. Ihre Kollegen und Kolleginnen im Büro Kaffee trinken, trinken Sie lieber eine Tasse heißes Wasser oder Tee. So haben Sie an der Gemeinschaft teil und sorgen dennoch gut für sich und Ihren Körper. Lassen Sie sich nicht von etwaigen Sticheleien und Kommentaren beirren: Sie wissen, wofür Ihre neue Gewohnheit da ist und was Sie Ihnen bringt. Stehen Sie dazu und genießen Sie Ihr neues Wohlgefühl. Vielleicht können Sie dem einen oder anderen sogar mit einem guten Wasser-Tipp weiterhelfen.

- Trinken Sie immer Wasser, wenn Sie Durst haben. Ihr natürliches Durstgefühl wird wieder aufkommen, wenn Sie Ihrem Körper regelmäßig das Wasser zuführen, das er braucht, um all seine Funktionen ideal zu erfüllen.

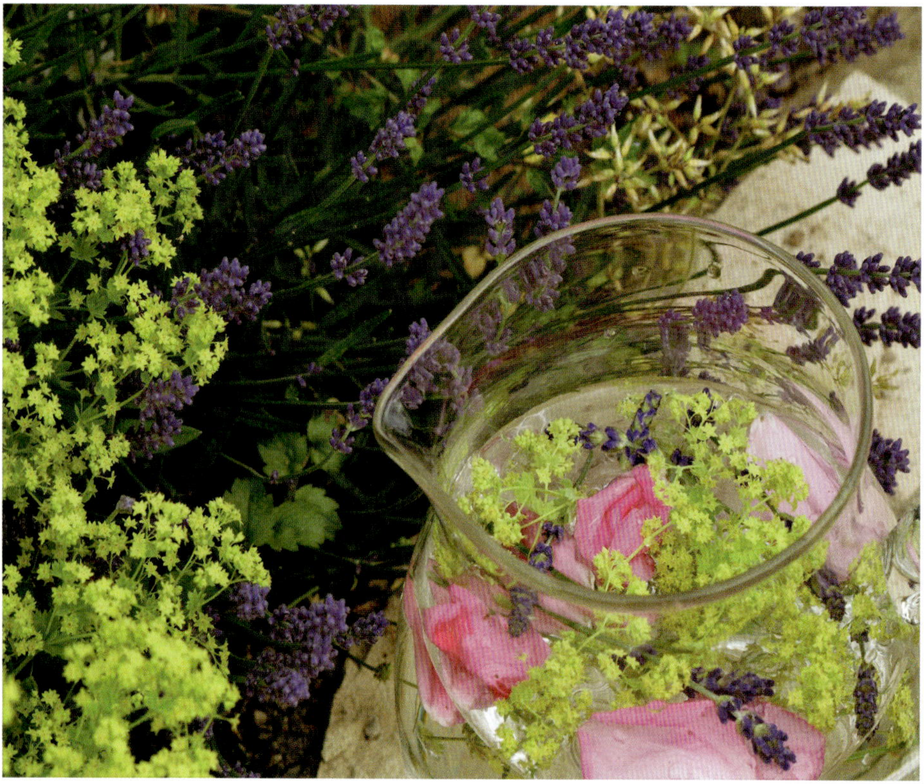

Gute Gründe, täglich Wasser zu trinken

In Wasser werden unsere Nahrungsmittel, Vitamine und Mineralien gelöst. Es hilft dabei, die Nahrung in kleinere Bestandteile zu zerlegen, sodass diese besser vom Körper genutzt und abgebaut werden können. Wasser transportiert wichtige Stoffe im Körper, sammelt aber auch schädliche Abfallstoffe und leitet sie zu Leber und Nieren, damit diese sie beseitigen können. Wasser wird als Gleitmittel in den Gelenkspalten benötigt und hilft, Gelenkerkrankungen und Rückenschmerzen zu verhindern. Wasser ist außerdem für den Gallertkern der Bandscheibe wichtig, damit er wie ein stoßdämpfendes „Wasserkissen" zwischen den Wirbelknochen fungieren kann. Außerdem wird Wasser für die Bildung aller Botenstoffe im Körper, einschließlich des „Wohlfühlhormons" Serotonin und des „Schlafhormons" Melatonin, gebraucht. Wasser fördert die Leistungsfähigkeit des Immunsystems und hilft so, Infektionen zu bekämpfen und die Entstehung von Krebszellen zu verhindern. Wasser verdünnt das Blut und senkt die Gefahr von Blutgerinnseln.

Die Verknüpfung mit den anderen Heilkräften: Wasser erleben, aber mit Ruhe, Vertrauen und Liebe zum Leben

Wasser entfaltet seine Wirkung für unsere Gesundheit besonders, wenn wir es zusammen mit den anderen WERTVOLL-Elementen entgegennehmen. In drei Zusammenhängen ist die Bedeutung des Miteinanders der Heilkräfte besonders offensichtlich:

WASSER – ABER BITTE MIT MUSSE

Wenn Sie mit Bedacht, achtsam und aufmerksam Wasser trinken, könnte Ihnen das helfen, in diesem Moment zur *Ruhe* zu kommen – und von Ihren Sorgen mal für ein paar Sekunden Urlaub zu nehmen.

WASSER UND VERTRAUEN

Im *Vertrauen* auf Gott nehmen wir das Wasser des Lebens umsonst: „Und wen dürstet, der komme; wer da will, der nehme das Wasser des Lebens umsonst." (Offb. 22,17) Das natürliche Wasser bekommen wir geschenkt, weil es kein Mensch produziert hat. Lediglich die Reinigung und den Transport bezahlen wir. Und das „Wasser des Lebens" schenkt erst recht der Allmächtige. Wenn wir mit Wasser in Berührung kommen, kann das für uns ein Symbol werden und wie ein Hinweisschild auf Gottes reinigendes und belebendes Handeln an uns fungieren. Diese Gedankenbrücke verstärkt natürlich die Erfrischung.

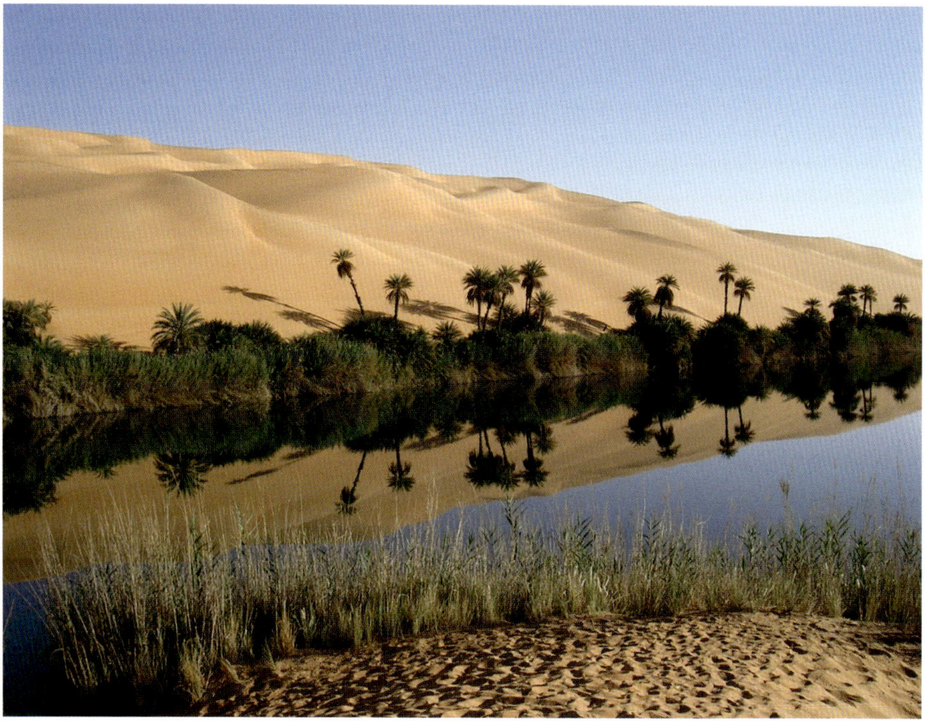

WASSER UND LIEBE ZUM LEBEN

Der Schriftsteller Antoine de Saint-Exupéry, der viel in Wüsten unterwegs war und dort ums Überleben kämpfen musste, unterstreicht, dass das Wasser nicht nur etwas ist, das man zum Leben braucht. Es ist mehr als ein Rohstoff, nämlich vielmehr das Leben selbst. Saint-Exupéry verdanken wir die Geschichte vom kleinen Prinzen, dem ein Händler durststillende Pillen anbietet, um so 53 Minuten in der Woche Zeit zu sparen. Aber wofür, fragt sich der kleine Prinz? Denn er würde mit dieser gewonnenen Zeit gemächlich zu einem Brunnen gehen und trinken.

Es erscheint mir fast etwas schade, dass uns der Weg zum Brunnen heute erspart bleibt. In der Geschäftigkeit unseres Lebens finden wir oft nicht einmal mehr den Weg zum Wasserhahn oder zur Wasserflasche. Dabei ermöglicht es uns das Wasser doch, die Schöpfung genießen zu können. Durch sichtbares und unsichtbares Wasser wird uns eine Landschaft besonders wertvoll. Durch das Wasser kommt die Schönheit von Gottes Schöpfung zur Entfaltung und seine *Liebe* zu uns wird sichtbar. Deshalb sollten wir diesem Element mit der Würdigung begegnen, die dem Wasser zusteht. Dann ist es umso heilsamer.

Natürlich ist dieser erste Gesundbrunnen, das *Wasser*, auch mit dem zweiten eng verbunden: dem *Essen*, das wir wie das Wasser zu uns nehmen.

2. ESSEN

Den Reichtum unserer Nahrung als ein Lächeln Gottes sehen

Unsere Ernährung ist nötig, um unseren Energiehaushalt am Laufen zu halten. Da wir aber zu mehr bestimmt sind, als lediglich „vor uns hin zu verstoffwechseln", hat Gott unseren Speiseplan nicht so schlicht wie nur irgend möglich gestaltet. Wenn wir für unsere Zellversorgung mit Nährstoffen lediglich regelmäßig ein paar geschmacklose Pillen oder eine Infusionsflasche zu uns nehmen würden, wäre alles einfacher und ökonomischer. Aber unser Leben wäre auch farbloser und ärmer. Tatsächlich hat Gott seine unermessliche Kreativität und Schöpferkraft bei der Erschaffung unserer Nahrungsmittel eingesetzt! Kein Menschenleben reicht aus, um das auszukosten. Vielleicht werden wir auch in der Ewigkeit von dieser Unerschöpflichkeit schmecken. Doch schon hier und heute sind wir eingeladen: „Schmecket und sehet, wie freundlich der Herr ist." (Ps. 34,9).

Stellen Sie sich einen Moment lang vor, dass all das, was auf Ihrem Essenstisch steht, aus dem Schöpfungsreichtum Gottes hervorgegangen ist. Gott will Ihnen damit lächelnd sagen: *Sieh, so reich und fantasievoll bin ich. Und dich als mein Kind lasse ich Tag für Tag daran teilhaben!* Vielleicht nehmen Sie einmal als Bitte in Ihr Tischgebet auf, dass Gott Ihnen die Augen für den Reichtum unserer Nahrung öffnet.

Jesus hat oft an festlichen Mahlzeiten teilgenommen. Für ihn waren das keine diplomatischen Arbeitsessen, kein Programmpunkt auf der Agenda. Er hat die gewachsenen Geschenke seines himmlischen Vaters sicher von Herzen genossen.

Das Reich Gottes wird in der Bibel immer wieder in dem Bild eines Festmahles beschrieben. Im Glauben nehmen wir von dem Sein in Gottes Reich etwas vorweg. So können wir schon hier und jetzt unsere Mahlzeiten als Festmahl an Gottes Tisch verstehen und nach der Freundlichkeit Gottes darin Ausschau halten. Das tut uns und unserer Gesundheit gut.

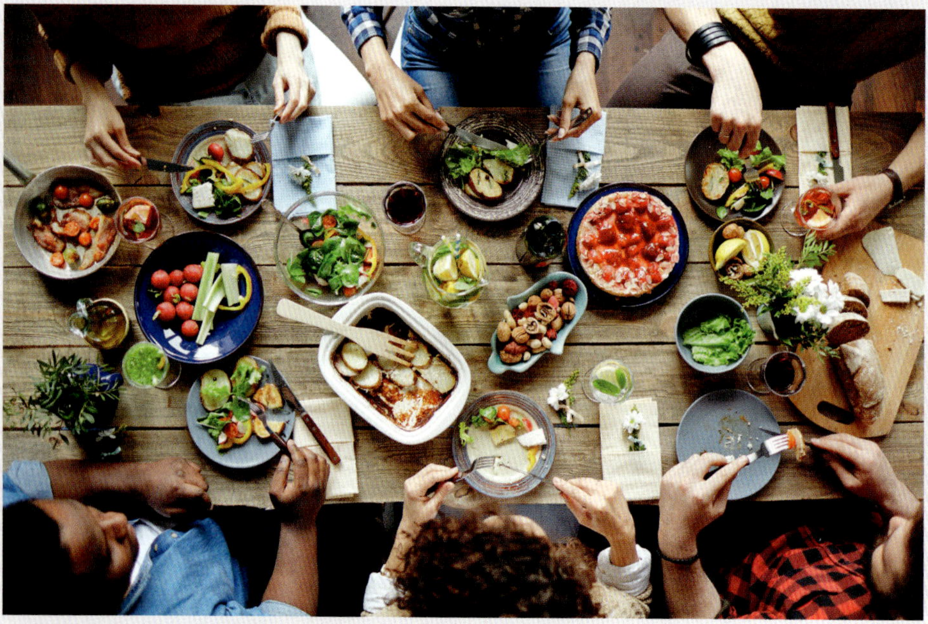

Wie esse ich richtig – die vier „W-Fragen"

Im Dschungel der Diäten und Ernährungslehren finden wir uns heute kaum noch zurecht und wissen oft gar nicht mehr, was wir essen sollen. Lassen Sie sich ermutigen, Ihren persönlichen Weg zu finden und bei vielen gut gemeinten und oft auch sinnvollen Ernährungstipps darauf zu achten, was Ihnen persönlich bekommt. Dabei helfen Ihnen die vier „W-Fragen“:

„**Wer** isst was?“
Immer wieder werde ich von den Besuchern meiner Ernährungskurse gebeten, ihnen eine Liste mit guten Lebensmitteln und Rezepten zu geben. Doch so einfach ist das nicht. Denn nicht jeder verträgt z.B. große Mengen an Rohkost oder Vollkornbrot. Ein altes Sprichwort sagt: „Was der Schmied verträgt, zerreißt den Schneider.“ Was für den einen gut ist, muss dem anderen mit seinen speziellen gesundheitlichen Schwachstellen noch lange nicht bekommen.

„**Wann** essen wir?“
Lassen Sie sich zwischen den Mahlzeiten mindestens vier Stunden Zeit, in denen Sie nichts außer der Reihe snacken. Essen Sie „morgens wie ein Kaiser, mittags wie ein König, abends wie ein Bettelmann“. Nehmen Sie nach Möglichkeit nicht abends Ihre Hauptmahlzeit ein, die Ihnen dann schwer im Magen liegt und Sie unruhig schlafen lässt. Heute weiß die Wissenschaft übrigens um die große Heilkraft des intermittierenden Fastens bzw. Intervallfastens: Wenn man z.B. das Abendessen schon sehr früh einnimmt und das Frühstück am nächsten Tag eher spät, kann man dem Darm 14 bis 16 Stunden (oder mehr) Entlastung gönnen. Das ist gar nicht so schwer. Probieren Sie es einmal aus.

„Wer Maß hält beim Essen, schläft gut; am Morgen steht er auf und fühlt sich wohl. Aber wer zu viel isst, schläft unruhig und krümmt sich vor Schmerzen.“ (Jesus Sirach 31,20)

Die anderen beiden W-Fragen lauten „Was essen wir?“ und „Wie essen wir?“. Auf sie möchte ich im Folgenden mit einigen Tipps für gesundes Essen und das richtige Kauen näher eingehen.

„Deine Nahrungsmittel sollen deine Heilmittel sein, deine Heilmittel sollen deine Nahrungsmittel sein!“ (Hippokrates ca. 460-377 v.Chr.)

Was essen wir? – Einfache Ernährungstipps, die einen besseren Weg weisen

Qualität ist wichtiger als Quantität. Unsere Nahrung sollte so frisch und naturbelassen, regional und saisonal wie möglich verzehrt werden. Und: Weniger ist oft mehr. In unserer heutigen Zeit sind wir oft quantitativ, also von der Menge unseres Essens her, überernährt, jedoch qualitativ, von der Qualität unseres Essens her, unterernährt.

Der Arzt und Sozialhygieniker Christoph Wilhelm Hufeland (1762-1836) sagte einmal einen sehr weisen Satz:

> „Dein Tisch sei stets einfacher Art,
> sei Kraft, mit Wohlgeschmack gepaart.
> Iss mäßig stets und ohne Hast,
> dass du nie fühlst des Magens Last,
> genieß es auch mit frohem Mut,
> so gibt's dir ein gesundes Blut."

Versuchen Sie es mit einer Änderung Ihres Essverhaltens. Seien Sie dabei geduldig und barmherzig mit sich selbst. Die Umstellung auf eine vollwertige Ernährung ist ein langer Weg, der auch bei mir Jahre gedauert hat. Doch er lohnt sich. Martin Luther King drückte die Erfahrung, dass die Umsetzung neuer Verhaltensweisen Zeit braucht, einmal so aus:

> „Der schwerste Weg, den ein Mensch zurücklegen muss, ist der Weg zwischen einem guten Vorsatz und seiner Ausführung."

Folgende Ernährungstipps können Ihnen auf diesem Weg helfen und Ihnen die Richtung weisen:

1. ESSEN SIE VOLLKORNBROT UND -BRÖTCHEN STATT WEISSBROT UND WEISSBRÖTCHEN

Die äußeren Randschichten des Korns und der Keimling, die im Vollkornmehl enthalten sind, besitzen wertvolle B-Vitamine, Öle, Mineralstoffe, Ballaststoffe und Eiweiße. Außerdem sättigen Vollkornprodukte, auch Vollkornnudeln und -reis, besser und anhaltender als Weißmehlprodukte. Hirse, Hafer, Roggen, Dinkel, Buchweizen u.a. können leckere Neuentdeckungen sein. Wenn Sie möchten, können Sie Ihr Getreide mit einer speziellen Getreidemühle auch selbst mahlen.

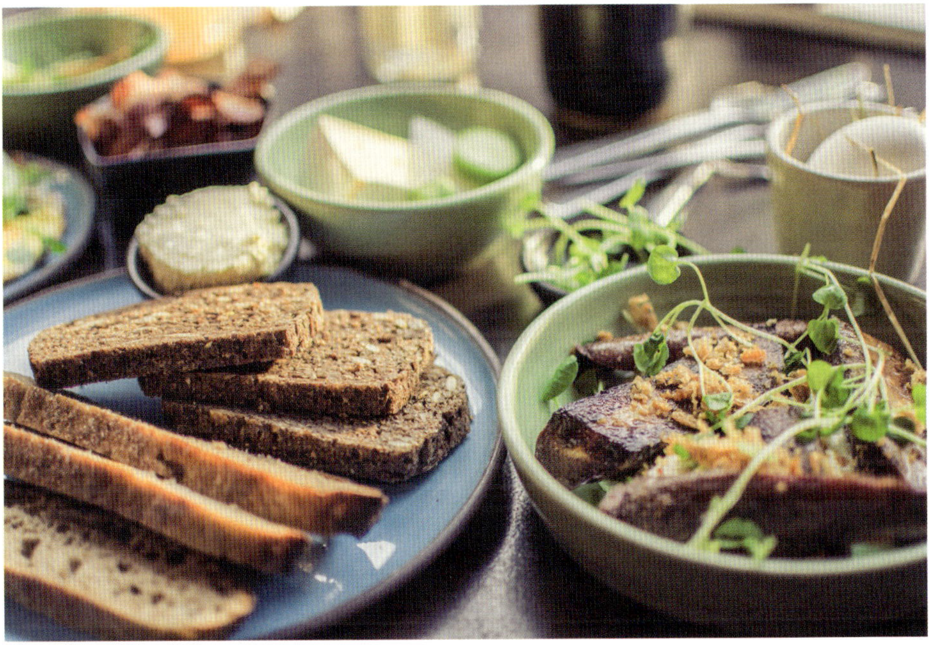

2. NEHMEN SIE MEHR ROHKOST UND SPROSSEN ZU SICH

Essen Sie mehr Gemüse als Obst, ruhig fünf Portionen am Tag (eine Portion entspricht ungefähr einer Handvoll), die als „Bodyguards“ für Ihre Gesundheit fungieren können. Starten Sie in der Frühe mit reichlich Obst (aber nicht zu viel, wegen der Säure). Vor dem Mittagessen nehmen Sie eine große Portion Salat zu sich und z.B. Gemüsestreifen mit kräftigem Dipp zum Abendessen. Sehr wertvoll sind auch frische Sprossen, die Sie leicht selber ziehen können. Gerade in der Winterzeit, wenn uns nicht viel frisches saisonales Gemüse und Obst zur Verfügung steht, sind Sprossen und Keimlinge eine ideale Mineralstoffquelle. Durch den Keimvorgang wird der Gehalt an Ballaststoffen und Vitaminen deutlich gesteigert. Ich verwende gerne die Luzerne (Alfalfa), die sich leicht keimen lässt, oder auch Mungobohnen, die wie frische Erbsen schmecken. Im Grunde lassen sich Keimlinge aber von vielen Bohnen-, Gemüse- und Getreidesamen ziehen, wie z.B. aus Sonnenblumen, Sojabohnen, Linsen, Kichererbsen, Buchweizen, Karotten, Brokkoli u.v.m. Sobald die Sprossen eine Länge von ca. 2 mm erreicht haben, sollten sie geerntet und verbraucht werden. Außerdem empfiehlt es sich, die Sprossen von Hülsenfrüchten, Getreide und Sojabohnen, also gröbere Sprossen, vor dem Verzehr kurz zu blanchieren. Dazu badet man die Sprossen für ungefähr eine halbe Minute im Sieb in einem Topf mit kochendem Wasser und spült sie dann kalt ab.

Sprossen lassen sich gut im Keimglas, aber auch in einem normalen Einweckglas oder in einer Schale auf feuchtem Küchenkrepp ziehen.

Dazu geben Sie die Sprossensamen in den jeweils geeigneten Behälter, lassen diese mit Wasser bedeckt über Nacht quellen und am nächsten Morgen schütten Sie das Wasser ab. Spülen Sie die Samen in einem Sieb gut durch und geben Sie diese ohne Wasser in das Keimgefäß zurück. Die Keimlinge müssen so täglich zweimal mit lauwarmem Wasser durchgespült werden, um Schimmelbildung und Bakterienbefall zu vermeiden.

3. VERWENDEN SIE WENIGER SALZ

Salzen Sie nicht zu großzügig und am besten mit guten Salzen aus dem Reformhaus oder Bioladen wie z.B. Meersalz, Himalaya-Salz, gute Kräutersalze oder Brennnesselsalz. Würzen Sie wieder mehr mit frischen oder getrockneten Kräutern. Vermeiden Sie den Einsatz zu starker Gewürze oder von zu viel Senf. Setzen Sie statt Essig lieber Zitrone (ein natürlicher Geschmacksverstärker) oder Brottrunk ein.

4. SEIEN SIE SPARSAM MIT FETT

Sahne und Butter sind Naturprodukte und deshalb in Maßen gut einsetzbar. Verwenden Sie jedoch wenig Fett tierischen Ursprungs, sondern stattdessen mehr pflanzliche Öle, z.B. kaltgepresstes Olivenöl, Kokosöl, das heimische Rapsöl oder Leinöl, das einen sehr hohen Anteil an wertvollen Omega-3-Fettsäuren aufweist und zur Senkung der Cholesterinwerte beiträgt. Betrachten Sie Leinöl als Heilmittel und verwenden Sie täglich 2-3 Esslöffel auf Gemüse oder Kartoffeln. Setzen Sie auch die Avocado immer wieder einmal auf Ihren Speisezettel – im Salat, im Dressing oder als Aufstrich – denn sie liefert hochwertiges Fett.

5. ESSEN SIE NÜSSE

Auch Nüsse enthalten zwar viel Fett, sind aber sehr gesund, z.B. für Herz, Kreislauf und Blutgefäße. Walnüsse, Mandeln, Cashewkerne u.a. gehören jeden Tag auf den Speisezettel – entweder ins Müsli, in den Salat oder zum Knabbern.

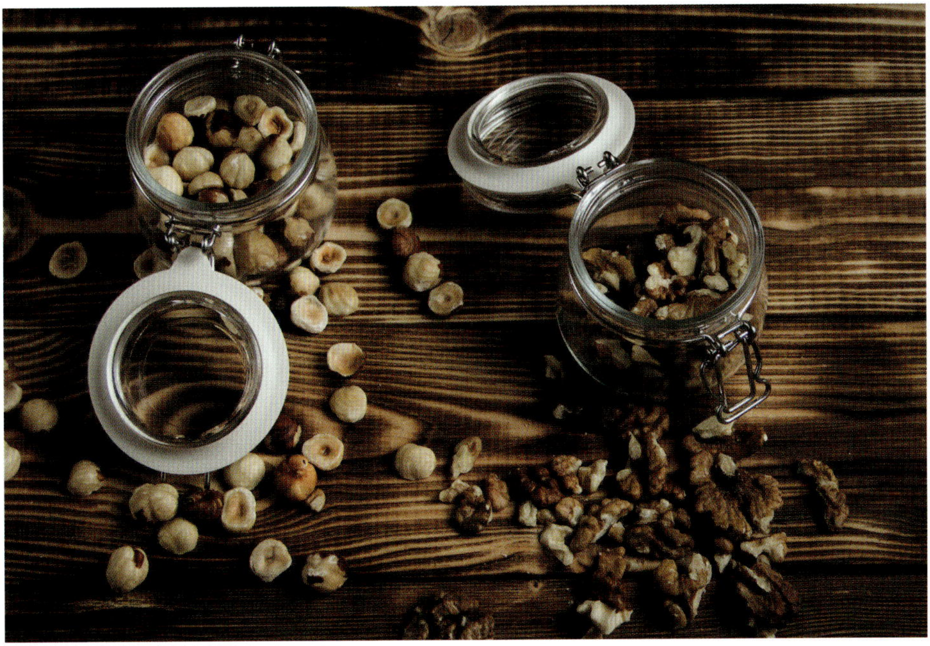

6. REDUZIEREN SIE TIERISCHES EIWEISS

In unserer Gesellschaft herrscht eine regelrechte „Eiweißmast“, da wir zu viel Fleisch, Wurst und Milchprodukte essen. Besser verträglich als Kuhmilch sind für viele Menschen Produkte aus Schaf- und Ziegenmilch oder auch Sauermilchprodukte wie Dickmilch, Kefir, Naturjoghurt oder Quark. Das in Milchprodukten enthaltene und von unserem Körper benötigte Eiweiß spendet aber auch eine gute Kombination pflanzlicher Eiweiße aus Vollkorn, Gemüse, Nüssen und Hülsenfrüchten wie z.B. Linsen, Kichererbsen u.Ä.

Hülsenfrüchte in ihrer großen Vielfalt sind meiner Meinung nach die besten Eiweißlieferanten. Essen Sie ruhig mehrmals wöchentlich Hülsenfrüchte in verschiedener Zubereitungsformen, z.B. als Linsensuppe, als Aufstrich mit Zwiebeln und Gewürzen oder ein schönes Hummus aus Kichererbsen ... Der Fantasie sind keine Grenzen gesetzt. Hülsenfrüchte müssen am besten über Nacht in Wasser eingeweicht werden. Am nächsten Morgen schütten Sie dann das Wasser ab und kochen die Hülsenfrüchte in frischem Wasser. Manche Hülsenfrüchte wie gelbe oder rote Linsen kann man allerdings ohne Einweichzeit direkt kochen.

7. WÄHLEN SIE IHRE GETRÄNKE MIT BEDACHT

Das beste Getränk ist gutes, reines, stilles Wasser, von dem wir täglich 6-8 Gläser bzw. ungefähr 2 Liter trinken sollten. Möchten Sie lieber Saft verwenden, dann verdünnen Sie ihn stark, damit Sie nicht übersäuern. Kräutertees können die Auswahl bereichern. Kaffee und Schwarztee sollten nur in Maßen getrunken werden, denn sie sind Genussmittel und können zur Sucht werden.

8. SCHRÄNKEN SIE IHREN KONSUM VON ZUCKER, SÜSSSTOFF UND SÜSSIGKEITEN DRASTISCH EIN

Alles mit Weißzucker Gesüßte ist biologisch wertlos, macht krank, dick und zerstört auf Dauer die Gesundheit. Meiden Sie auch künstliche Süßstoffe. Achten Sie schon beim Kauf von Lebensmitteln auf „versteckten Zucker“, der sich in den Inhaltsstoffen verbirgt.

Wenn Sie etwas süßen möchten wie z.B. einen Quark oder Joghurt oder Ihr Müsli, greifen Sie zu Alternativen wie Dattelmus, Frischmarmelade bzw. Obstmus, Feigen oder Rosinen. Sie können auch Stevia, eine starke Süßstoffpflanze aus Südamerika, sparsam verwenden. Sie besitzt die ca. 300-fache Süßkraft von Zucker und ist im Reformhaus erhältlich. Auch Honig als Süßmittel sollte eher sparsam Verwendung finden, denn er ist eigentlich ein Heilmittel.

Wenn Sie Kuchen backen, nehmen Sie nur die Hälfte des im Rezept angegebenen Zuckers und verwenden Sie Rohrohr- oder Vollrohrzucker, Honig oder Dattelmus.

Möchten Sie etwas naschen, greifen Sie doch einfach zu Trockenfrüchten. Weitere gesunde Naschereien, die leicht selbst herzustellen sind, finden Sie im Rezeptteil dieses Buches.

„Wenn jemand Gesundheit sucht, frage ihn erst, ob er auch bereit ist, zukünftig alle Ursachen seiner Krankheit zu meiden – erst dann darfst Du ihm helfen!"
(Sokrates, griechischer Philosoph, 469-399 v.Chr.)

EXKURS: RAFFINIERTER WEISSER ZUCKER – EIN GENUSSMITTEL, DAS UNSERE LEBENSKRAFT SCHWÄCHT

MEINE „SÜSSIGKEITSGESCHICHTE"

Als Kind bekam ich durch meine Großmutter viele Süßigkeiten zugesteckt. Ich wurde eine „Süße" und das ist bis heute so geblieben. Später naschte ich in stressreichen Zeiten meines Lebens eine Tafel Schokolade am Stück. Das gewohnte Verhältnis von Maß und Übermaß kippte. Durch meine Arbeit als Fastenleiterin und Gesundheitsberaterin war mir einerseits ganz klar, dass ich etwas ändern musste, doch andererseits war die Änderung falscher Gewohnheiten gar nicht so einfach und dauerte seine Zeit.

Heute esse ich noch immer gerne Süßes, aber Entscheidendes hat sich verändert: Es sind *andere* süße Sachen geworden. Ich greife zu Alternativen wie Feigen, Rosinen, getrockneten Apfelringen oder anderem Trockenobst. Zu besonderen Anlässen genieße ich hochwertige Süßigkeiten. Ich setze auf Klasse statt Masse. So hat sich mein Geschmack mit der Zeit umgestellt. Wenn ich heute konventionell hergestellte Süßigkeiten esse, sind sie mir viel zu süß. Doch sicher muss jeder von uns seinen eigenen „süßen Weg" finden, einen möglichst gesunden Umgang mit der Naschlust.

Mitunter sind Süßigkeiten für jeden von uns auch ein Mittel, uns selbst zu trösten, wenn wir einsam sind oder wenn wir zu viel Stress oder Probleme haben. Doch eigentlich bräuchten wir viel eher eine Umarmung, mehr Ruhe oder ein gutes, tiefgehendes Gespräch.

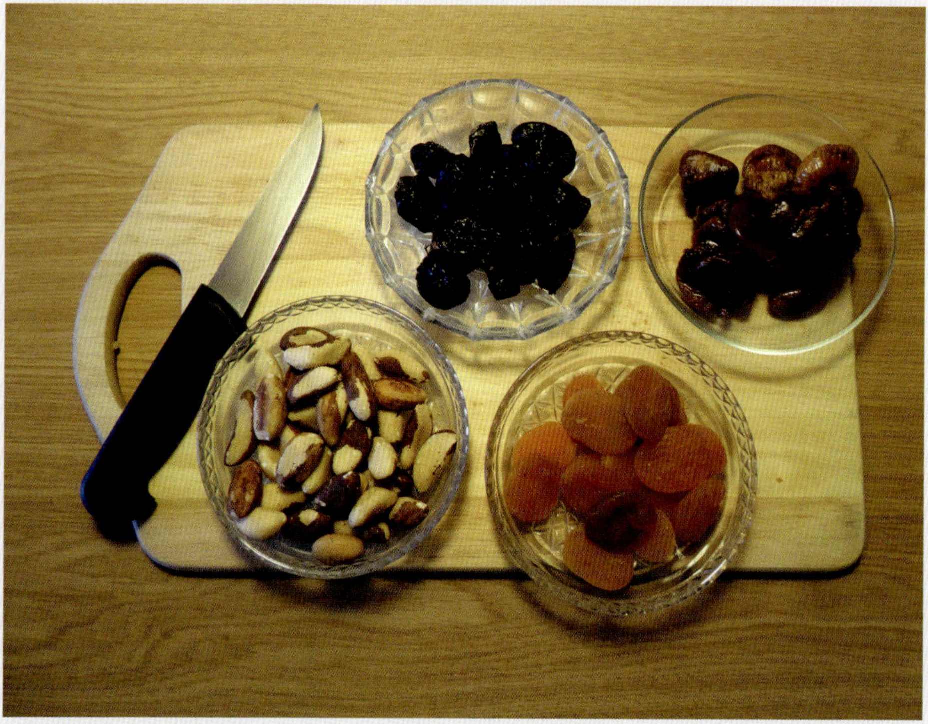

SCHLECHTER UND GUTER ZUCKER

Die meisten von uns nehmen mit ihrer Nahrung pro Tag etwa 100 g Zucker zu sich (das Vierfache der von der WHO empfohlenen Menge), das meiste davon in versteckter Form und in Lebensmitteln, in denen man nicht unbedingt Zucker vermuten würde, wie z.B. Wurst oder Tomatenketchup. Kaum ein Fertigprodukt kommt ohne Zucker aus, der als Geschmacksverstärker zugesetzt wird. Auf diese Weise essen wir mehr, was durchaus gewollt ist.

Andererseits ist Zucker wichtig für den menschlichen Organismus. Doch Zucker ist nicht gleich Zucker. Weißer Haushaltszucker ist schädlich, während natürlicher Zucker, wie er in Früchten, Gemüse, Hülsenfrüchten und Getreide vorkommt, wichtig und gesund ist.

KRANKHEITSSYMPTOME DURCH HOHEN ZUCKERKONSUM

Zucker hat viele negative Auswirkungen auf unseren Körper. Zu viel Zucker macht schlaff, antriebslos, müde, depressiv und krank. Ein zu hoher Konsum von Industriezucker schadet außerdem dem Darm und den Blutgefäßen, fördert Pilzerkrankungen und schwächt allgemein unser Immunsystem. Auch Übergewicht und Karies können die Folge unseres viel zu hohen Zuckerkonsums sein.

Gerade die beliebte Kombination aus Industriezucker, Weißmehl, Milch und Eiern (z.B. bei konventionellen Kuchen) ist oft für den Magen und Darm schlecht zu vertragen, weil Gärungsprozesse im Darm in Gang gesetzt werden.

SÜSSSTOFF ALS ALTERNATIVE?

Synthetische Süßstoffe sind zu einer beliebten Alternative für Zucker geworden, besonders, um den Kalorienverbrauch einzuschränken. Ich möchte allerdings mit großem Nachdruck vor Süßstoff in jeder Form warnen. Die Nebenwirkungen sind wesentlich größer als der angebliche Nutzen. So können Süßstoffe den Blutzucker erhöhen, zu Bluthochdruck führen, den Appetit steigern und so zur Gewichtszunahme beitragen. Süßen Sie stattdessen mit Honig oder Dattelmus und stillen Sie Ihren Heißhunger auf Süßes mit Obst oder Trockenobst.

Wie essen wir? – Ein kleines Kautraining

Nicht nur was wir essen, sondern auch wie wir es essen, ist von großer Bedeutung.

Unsere Verdauungsarbeit beginnt nicht erst im Magen oder im Darm, sondern schon im Mund. Der Stoffwechselexperte und Krebsarzt Dr. Loeckle ist der Überzeugung, dass unsere Mundverdauung der Initiator und Schrittmacher für ein gesundes Stoffwechselleben ist.

Doch wir essen meist zu schnell und kauen nicht gut genug. Außerdem trinken wir zum Essen, was unsere Verdauungsarbeit stört. Unser Speichel enthält Enzyme, die für eine gute Kohlenhydratverdauung sorgen. Es ist deshalb von größter Wichtigkeit, jeden Bissen unseres Essens langsam und genussvoll zu kauen, bis er flüssig ist. So hat unser Magen und Darm weniger zu tun und es kommt nicht so leicht zu Gärungsprozessen.

Langsam zu essen hat auch etwas mit „Mäßigkeit“ zu tun – ein Wort, das es im heutigen Sprachgebrauch kaum noch gibt und das mittlerweile eher negativ besetzt ist. Mäßigkeit zu üben und maßvoll zu leben, das ist allerdings etwas sehr Gutes: Haben wir noch das richtige Maß, nicht nur beim Essen, sondern auch beim Arbeiten, Einkaufen etc.? Mäßigkeit hat etwas damit zu tun, dass wir nicht alles haben müssen, sondern das, was wir haben, genießen und auskosten und es als Geschenk empfinden können.

Mein Kautipp:
Nehmen Sie sich eine halbe Stunde Zeit zum Kauen. Jeder Bissen wird so lange gekaut, bis er flüssig ist. Genießen Sie Ihr Essen. Kosten Sie den Geschmack Ihres Essens aus.
Lassen Sie sich Zeit und lassen Sie sich nicht ablenken durch Gespräche, Musik o.Ä. Essen Sie schweigend. Das Kautraining ist natürlich noch wirkungsvoller, wenn Sie mit einem gesunden Salat oder Gemüse starten.

Basische Ernährung – Kein neuer Trend

Basische Ernährung ist heute angesagt. Doch es ist keine neue Diät, sondern ein Lebensstil. Das Wissen um diesen gesunden Lebensstil ist schon uralt. Wir finden Hinweise darauf in einem Buch der Bibel, dem Buch Daniel. Im ersten Kapitel lesen wir eine spannende Geschichte, in der basische Ernährung eine positive Rolle spielt. Daniel, ein junger adliger jüdischer Mann, wird an den königlichen Hof nach Babylon verschleppt. Dort verändert sich sein ganzes Leben, auch seine Ernährung. Er soll von der üppigen Wohlstandsernährung der königlichen Tafel essen. Doch seine Mutter muss sich wohl gut in vollwertiger Ernährung ausgekannt haben. Denn er bittet den obersten Aufseher, ihm zehn Tage lang Wasser zu trinken und Gemüse zu essen zu geben und dann seinen Gesundheitszustand zu überprüfen. Nach anfänglichem Zögern willigt der oberste Aufseher ein. Nach zehn Tagen sind Daniel und seine drei Freunde, die sich seinem Ernährungsstil angeschlossen haben, auffallend fitter und gesünder als die üppig Verköstigten. Der oberste Kämmerer ernährt Daniel und seine Freunde weiterhin mit Wasser und Gemüse. Als sie nach einer längeren Zeit dem babylonischen König vorgeführt werden, erscheinen sie ihm in allen Fragen weiser und klüger als die anderen. Außerdem ist ihr Aussehen schöner, kräftiger und gesünder. Daniel hat quasi eine Art „basische Woche" absolviert. Er bleibt sein Leben lang oberster Berater des babylonischen Königs und seiner Nachfolger und ist mit viel Kraft, Klugheit und Gesundheit gesegnet.

Heute wissen wir, dass die moderne Ernährungswissenschaft viele biblische Ernährungsgrundsätze enthält. Persönlich habe ich über viele Jahre hinweg sehr gute Erfahrungen mit einem basischen Lebensstil gemacht. Ich lege mehrmals im Jahr eine basische Woche ein. Im Folgenden möchte ich Ihnen die Vorzüge der basischen Ernährung nahebringen und einige Tipps geben, die Sie gut selbst umsetzen können.

„Ich bin der HERR, dein Arzt." (2. Mo. 15,26)

BIN ICH ZU SAUER? BALANCE HALTEN!

Unsere Gesundheit gleicht dem Balanceakt eines Seiltänzers. Fortwährend ist unser Körper bestrebt, im Gleichgewicht zu bleiben. Unter anderem im Gleichgewicht von Säuren und Basen in unserem Organismus. Jedes Mal, wenn sich das Gleichgewicht zugunsten von Säuren oder Basen verschiebt, kann das unserer Gesundheit schaden. Unsere oft ungesunden Essgewohnheiten tragen zu einer Übersäuerung unseres Körpers bei. Übersäuerung aber bedroht unsere Gesundheit.

Krankmachende Säuren entstehen, wenn die mit fester und flüssiger Nahrung aufgenommenen Säuren ein Ausmaß annehmen, welches vom Körper nicht mehr aufgenommen und neutralisiert werden kann. Eine weitere Ursache der Übersäuerung kann sein, dass der Körper selbst aufgrund von Defiziten an Vitaminen und Spurenelementen zu viele Säuren produziert, weil er die chemische Umwandlung nicht zu Ende führen kann. Auch bei Stress, Angst und Bewegungsmangel reagiert unser Körper sauer. Außerdem können Krankheiten der Bauchspeicheldrüse, der Gallenblase und der Leber, die basensteuernde Organe sind, dazu beitragen, dass die Säuren nicht ausreichend ausgeschieden werden.

Über das Blut, die Lymphe und die Zellsäfte gelangen diese Säuren in unseren Organismus. Dadurch wird die Flüssigkeit, die unsere Zellen umspült, ebenfalls sauer und die Zellen sind so diesem übersäuerten Milieu schutzlos ausgeliefert.

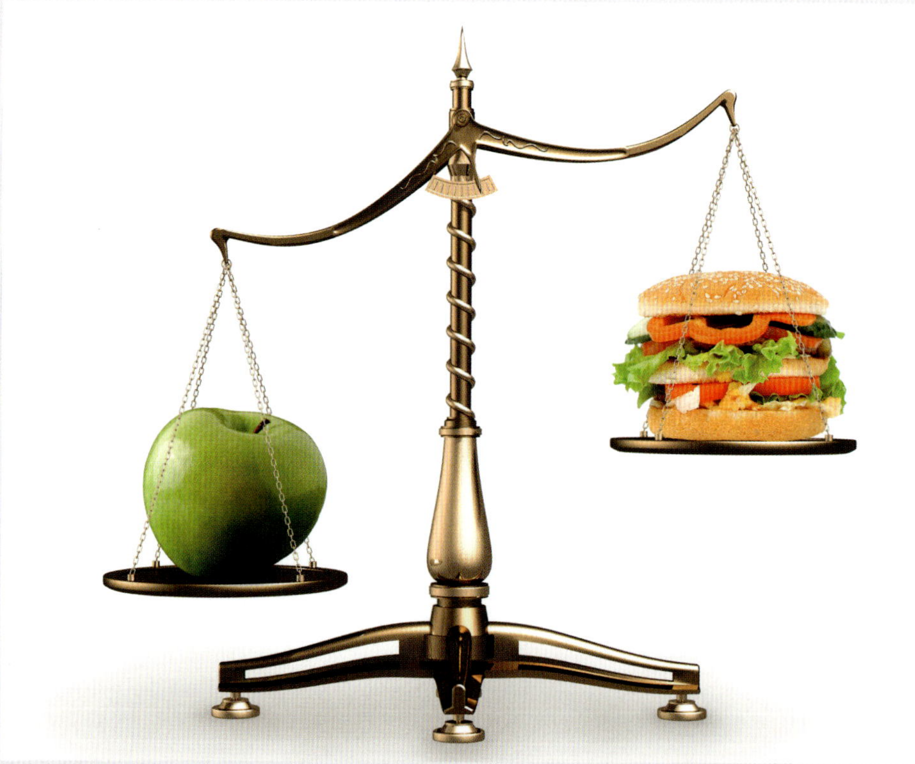

„Von allen Zusammensetzungen unserer Körpersäfte wirkt sich die Säure zweifellos am schädlichsten aus."
(Hippokrates, Arzt, 460-370 v.Chr.)

WELCHE LEBENSMITTEL HINDERN ODER FÖRDERN EINEN BASISCHEN LEBENSSTIL?

Lebensmittel, die im Übermaß genossen zur Übersäuerung führen, sind z.B. Fisch- und Fleischprodukte, Eier, Milchprodukte (außer Dickmilch, Buttermilch, Kefir, Molke), Süßigkeiten, Kekse, Kuchen, alle Weißmehlprodukte, Alkohol, Kaffee, Schwarzer Tee und kohlensäurehaltige Getränke. Wenn wir uns überwiegend mit diesen Lebensmitteln ernähren, tragen wir zur Übersäuerung unseres Körpers bei. Möchten wir aber auf Kaffee und Kuchen, Fleisch und Wurst nicht gänzlich verzichten, sollten wir versuchen, diese Genussmittel nur in Maßen zu uns zu nehmen – am Wochenende oder zu besonderen Anlässen, wie es unsere Großeltern taten. Unsere Nahrung sollte auf alle Fälle zu 80 Prozent aus basenbildenden Lebensmitteln wie Obst und vor allem Gemüse, Kräutern, Pilzen, Kartoffeln und Trockenfrüchten wie Datteln und Feigen bestehen. Die restlichen 20 Prozent können „gute Säurebildner" einnehmen, dazu gehören Vollkornprodukte und Hülsenfrüchte, Hirse und Hafer, naturbelassene Nüsse, Getreidekaffee und in geringen Mengen Eier, Fleisch und Fisch aus biologischer Landwirtschaft. Entschieden positiv wirken sich auf unseren Basenhaushalt natürlich auch das Lachen, ausreichend Bewegung, gute Freundschaften und ein dankbarer und positiver Lebensstil aus.

SO KANN EIN „SAURER TAG" AUSSEHEN

Heute Morgen bin ich zu spät aus dem Bett gekommen und stolpere in den Tag hinein. Mich erwartet ein Marathon an Terminen. Ich trinke zu wenig und esse nur ein Stück Obst. Gegen 10 Uhr bekomme ich Hunger und esse schnell ein Stück Brot, dazu trinke ich einen Kaffee oder Latte Macchiato. Über meiner Arbeit vergesse ich das Trinken. Bis zum Nachmittag habe ich einen Bärenhunger entwickelt und nasche einen Schokoladenriegel, dazu trinke ich einen Latte. Dann muss ich noch eilig einige Einkäufe erledigen. Im Supermarkt stehe ich wie immer an der falschen Kasse. Zum Kochen habe ich keine Zeit und Lust mehr, darum habe ich schnell ein paar Fertiggerichte besorgt. Mein Stresslevel ist hoch und ich sinke erschöpft auf die Couch, esse zwei Scheiben Brot mit Käse und belohne mich mit reichlich Süßem danach. Die Kraft reicht nur noch zu einem Fernsehabend, in dessen Verlauf ich schnell einschlafe.

Was hat mich „sauer“ gemacht? Ich hatte zu viel Stress, habe zu wenig getrunken, habe zu viel Süßes gegessen und zu viel zwischendurch. Mein Essen war nicht vollwertig und ich habe mich kaum bewegt.

SO KÖNNTE DAGEGEN EIN „BASISCHER TAG“ AUSSEHEN

Suchen Sie sich einen Tag aus, an dem Sie nicht zu viel vorhaben, der eher ruhig ist. Beginnen Sie den Tag mit einem Gebet, einem Lied, mit guten Gedanken. Machen Sie 5 Minuten Gymnastik, die Ihnen guttut. Lachen Sie sich im Spiegel an. Bereiten Sie sich ein Haferfrühstück zu (s. Rezeptteil unter „Meine Frühstückstipps“). Nehmen Sie sich für das Essen Zeit. Vielleicht zünden Sie sich eine Kerze an. Freuen Sie sich auf den Tag, der vor Ihnen liegt, und sehen Sie die Arbeit, die er bringen wird, als etwas Wertvolles an. Wenn möglich, gehen Sie zu Fuß zur Arbeit oder fahren Sie mit dem Rad. Trinken Sie über den Tag verteilt ausreichend Wasser. Nehmen Sie ein genussvolles Mittagessen mit Rohkostsalat, Kartoffeln und Gemüse zu sich. Wenn möglich, gönnen Sie sich eine kleine Mittagspause, in der Sie sich etwas die Beine in der Natur vertreten. Nehmen Sie Ihr Abendessen gegen 18 Uhr in Form eines leichten Gemüsesüppchens ein. Gestalten Sie Ihren Abend „sabbatlich“. Gehen Sie spazieren. Lesen Sie ein gutes Buch. Machen Sie sich ein schönes

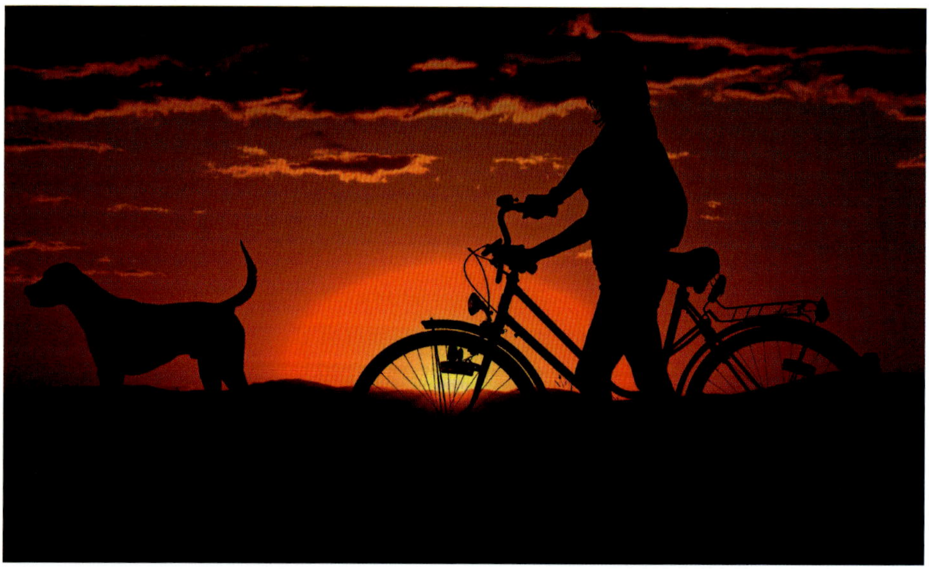

Fußbad. Gönnen Sie sich einen entspannenden Abend ohne Computer, Fernsehen, Radio, Handy oder Telefon. Schließen Sie den Tag ab, indem Sie vielleicht einige Minuten dankbar Rückschau halten, ein Lied singen, ein Abendgebet sprechen.

Bemerken Sie den Unterschied zwischen dem „sauren" und dem „basischen" Tag? Es geht nicht nur um gesundes Essen, es geht um einen gesunden, ganzheitlichen Lebensstil.

Wenn Ihnen der basische Tag gutgetan hat, können Sie ihn auch auf eine Woche ausdehnen. Bedenken Sie dabei:

„Auch der längste Marsch beginnt mit dem ersten Schritt."
(chinesisches Sprichwort)

Gerne können Sie auch eine basische Woche unter Anleitung in unserem Gesundheitshaus machen (die Kontaktadresse finden Sie am Ende des Buches).

SABBATLICH LEBEN

Nicht nur an speziellen „basischen Tagen" sollten wir von zu viel Hektik und Stress, von Fernsehen, Computer und Telefon Abstand nehmen. Gott hat den Ruhetag, den Sabbat, geschaffen, damit wir uns an einem Tag in der Woche erholen können von dem, was wir sonst tun. Deswegen sollten wir unseren freien Tag auch nicht gleich wieder vollstopfen mit zu viel Freizeitaktivitäten. Besuchen Sie an diesem Tag am Morgen einen Gottesdienst. Oder vielleicht haben Sie auch die Möglichkeit, an einem Mittagsgebet in Ihrer Nähe teilzunehmen. Und falls es Ihnen an den Wochentagen möglich ist, unterbrechen Sie auch an diesen Ihren Alltag immer wieder einmal. Vielleicht hören Sie an Ihrem Wohnort noch das regelmäßige Glockenläuten in der Früh, am Mittag und am Abend, das daran erinnert, innezuhalten, sich auf Gott auszurichten und das Vaterunser oder ein anderes Gebet zu sprechen, solange das Läuten anhält. Gestalten Sie Ihren Abend ruhig und sabbatlich. Blicken Sie dankbar auf den Tag zurück und auf die Arbeit, die nun geschafft ist.

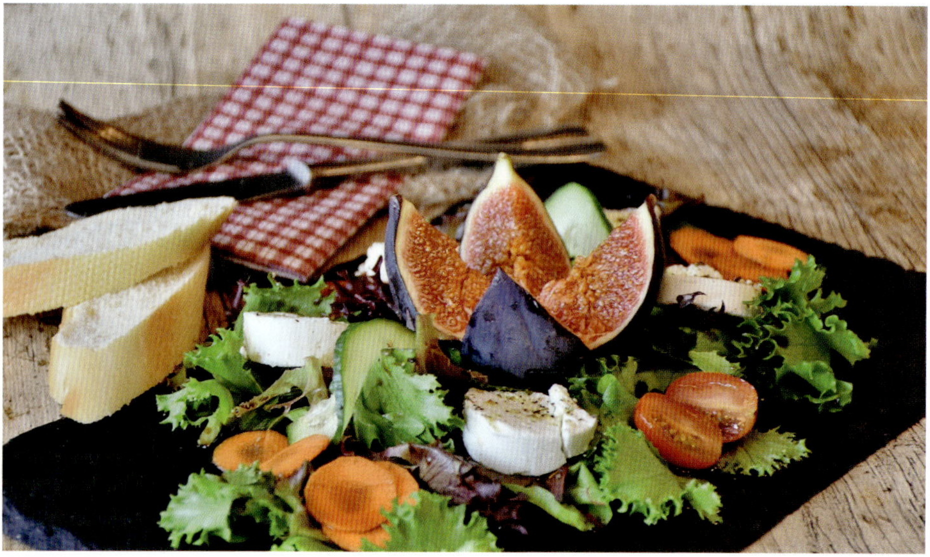

Meine wichtigsten Ernährungstipps:

- ❀ Nur das Beste für dich
- ❀ Iss langsam
- ❀ Kaue gut – denn gut gekaut ist halb verdaut
- ❀ Trinke nicht zum Essen
- ❀ Gönne dir 5 Stunden Essenspause
- ❀ Genieße dein Essen in Achtsamkeit und Dankbarkeit

Die Verknüpfung mit anderen Heilkräften: Essen mit Ruhe und Vertrauen

Auch für unser Essen gilt: Es dient uns in der von Gott vorgesehenen Weise, wenn wir es zusammen mit den anderen WERTVOLL-Elementen kombinieren und genießen. So, wie es sich schon mit dem Wasser verhält, tun uns unsere Nahrungsmittel besonders gut, wenn wir sie mit Respekt und Liebe zu all den Schöpfungswerken Gottes zu uns nehmen. Zwei Verknüpfungen sollen besonders hervorgehoben werden:

ESSEN UND RUHE

Die Art und Weise, wie wir essen und trinken, kann aufzeigen, ob wir uns ständig gejagt fühlen oder ausgeglichen und mit einer Portion Gelassenheit durch unseren Alltag gehen. Wenn man keine Muße hat, das Essen überhaupt wahrzunehmen und zu schätzen, dann ist zwar nicht das Essen, aber unser Lebensstil „angebrannt". Im Evangelium nach Markus lesen wir, wie die Jünger stolz zu Jesus kommen und ihm erzählen, was sie an diesem Tag alles getan hatten. Doch statt sie weiter anzufeuern, wird uns als einzige Reaktion von Jesus überliefert: *„Geht ihr allein an eine einsame Stätte und ruht ein wenig.* Denn es waren viele, die kamen und gingen, und sie hatten nicht Zeit genug zum Essen." (Mk. 6,31) Es war für Jesus offenbar ein Alarmsignal, dass die Jünger zu beschäftigt waren, um für das Essen Zeit zu finden. Er wusste: Jetzt hat das Zurückziehen Vorrang – auch wenn noch so viele Menschen auf Hilfe warten.

Wenn die Mahlzeiten nur gedankenlos und im Vorbeigehen eingenommen werden, ist das schlicht eine Missachtung der fantasievollen Präsentation von Gottes Schöpfung. Auch das Tischgebet wird mitunter zu unbedacht gesprochen, um tatsächlich ein respektvolles Hinschauen auf die guten Gaben Gottes zu ermöglichen, das ein Hauch des Staunens durchdringt.

ESSEN UND VERTRAUEN

Dass wir genug zu essen haben, ist uns sehr vertraut. Die allermeisten von uns haben es niemals anders erlebt – was geschichtlich und global gesehen ganz außergewöhnlich ist. Dennoch ist uns die Sorge, materiell nicht ausreichend ausgestattet zu sein, nicht so ganz auszutreiben. So kaufen wir manchmal mehr, als wir tatsächlich brauchen, und legen uns selbst den Zwang auf, mehr Essen zu konsumieren, als uns guttut.

Vertrauen wächst ja aus Erfahrung. Doch weshalb fällt das vertrauensvolle Bekenntnis König Davids aus Psalm 23, „Der HERR ist mein Hirte, mir wird nichts mangeln“, nicht so tief in unser Herz, dass wir uns zumindest im Hinblick auf unsere körperliche Versorgung ganz sicher fühlen?

Vielleicht können wir, während wir unserer Ernährung mehr Achtsamkeit und Aufmerksamkeit entgegenbringen, auch dem Gedanken Raum geben: Ich habe alles, was ich zum Leben brauche. Und es ist über das Notwendige hinaus ausgestattet. Das ist heute so und wird, so Gott will, auch morgen so sein.

3. RUHE

Während die ersten beiden Heilkräfte sich auf unseren Stoffwechsel bezogen, wenden wir uns nun dem grundlegenden Rhythmus unseres Lebens zu: Ruhe und Bewegung.

Zwischen den beiden Polen Anspannung und Entspannung, die einander gleichwertig gegenüberstehen, sind wir ununterbrochen unterwegs. Wir brauchen die Anspannung genauso wie ihren Gegenpart. Wenn wir ständig in Unterspannung leben, werden wir ebenso krank, wie wenn wir nicht mehr in die Entspannung finden. Menschen können, wenn sie überfordert sind, ein Burnout-Syndrom bekommen. Nicht weniger bedrohlich ist allerdings das Boreout-Syndrom (aus dem englischen „boredom“, Langeweile) – ein Zustand, der von Unterforderung, Langeweile und Sinnentleerung gekennzeichnet ist.

Weshalb fällt es heute sehr vielen Menschen in unserer Kultur so schwer, Ausgeglichenheit zu finden und wirklich zur Ruhe zu kommen? Als Gott diese Welt und uns Menschen erschuf, wusste er bereits, dass wir mit der Ausgewogenheit zwischen Tätigsein und Ruhe Schwierigkeiten haben werden. Deshalb begann er seine Schöpfungswerke damit, Tag und Nacht zu schaffen, um der An- und Entspannung einen zeitlichen Rahmen zu setzen. Seit der Erfindung des elektrischen Lichts ist für uns allerdings der Sonnenuntergang nicht mehr das Signal, zur Ruhe zu

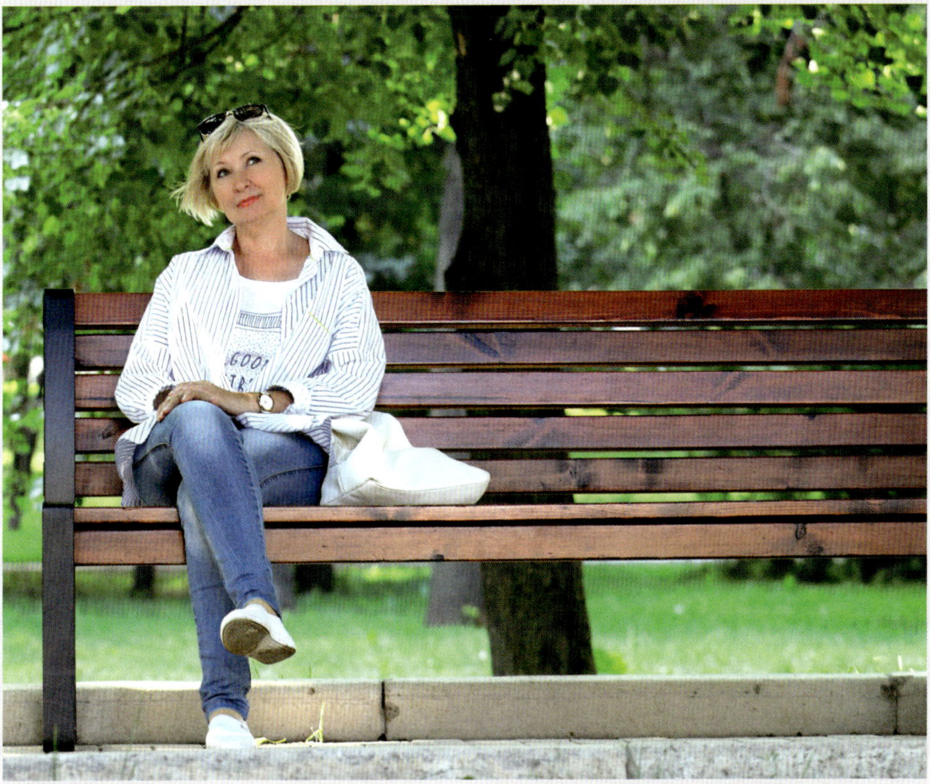

kommen. Umso wichtiger ist es, selbst einen guten Rhythmus von Arbeit und Entspannung zu finden.

Der entscheidende Punkt liegt allerdings tiefer. Unser Hauptproblem, so sagt uns die Stressforschung, liegt nicht unbedingt darin, dass wir zu viel arbeiten. Die Schwierigkeit liegt vielmehr darin, dass wir der ganzen Anspannung zu wenig wirkliche Entspannung entgegenzusetzen haben. Zu einem Erschöpfungszustand kommt es erst dann, wenn wir die Erholungsphasen, die uns noch gegeben sind, nicht mehr zur Regeneration nutzen können, weil wir einfach nicht mehr zur Ruhe kommen. Mancher braucht dann tatsächlich eine Krankheit, um ausgebremst zu werden. Deshalb ist es für unsere Gesundheitsfürsorge so unverzichtbar, uns mit unseren inneren Antreibern auseinanderzusetzen und das Zur-Ruhe-Kommen anzustreben.

Während wir ständig irgendetwas

mehr oder weniger mühevoll anstreben, spüren wir in uns die Sehnsucht, endlich irgendwo anzukommen und zufrieden zu sein. Ganz zu Anfang unseres Lebens haben wir das so gespürt. So betet der Psalmist: „Ja, ich ließ meine Seele still und ruhig werden; wie ein kleines Kind bei seiner Mutter, wie ein kleines Kind, so ist meine Seele in mir." (Psalm 131, 2). Diesem Kind, von dem hier die Rede ist, fehlt nichts. Nicht für alle Zeit, aber in diesem Moment ist es angekommen und seine Sehnsucht ist gestillt. Auch wenn dieser Zustand von unserer eigenen Wirklichkeit oft weit entfernt ist, können wir uns immer wieder für ein paar Momente dieses Bild vor Augen halten und uns so dieser Geborgenheit ein wenig annähern.

Neben dem Tagesrhythmus bewegen wir uns in dem zeitlichen Ablauf einer Woche. Gott hat bei der Schöpfung einen Unterschied zwischen Arbeitstagen und Ruhetag bestimmt. Doch was heißt es, von unseren Werken zu ruhen wie Gott von den seinen: „Denn wer in seine Ruhe eingegangen ist, der ruht auch von seinen Werken so wie Gott von den seinen" (Hebr. 4,10)?

Wenn die Bibel sagt, dass Gott nach sechs Tagen ruhte, ist damit gemeint, dass er sich mit dem Erreichten zufriedengibt, das keiner weiteren Vervollkommnung bedarf. Und er lädt uns am

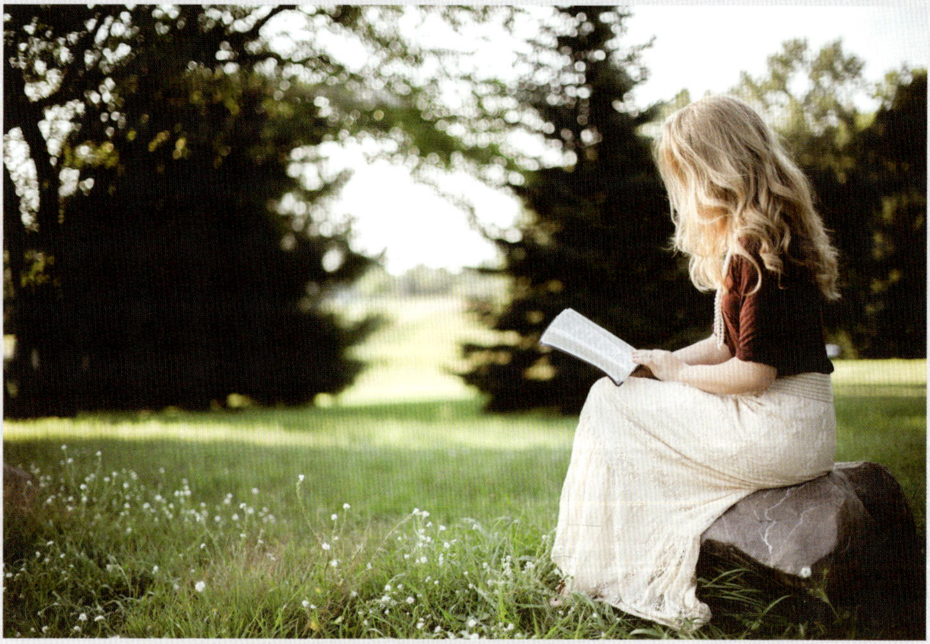

Ende einer Woche ein, seine Vollkommenheit zu feiern. Das fällt uns schwer, weil wir nicht so einfach von der Unvollständigkeit unseres Tuns absehen können. Aber Gott bleibt dabei, uns für einen Tag der Woche daran zu erinnern, dass er das Entscheidende tut und all unser Tun diese Welt nicht retten muss.

Sabbatzeiten im Alltag schaffen

In der Bibel findet sich ein wertvolles „Sabbat- bzw. Entspannungskonzept", das Gott ursprünglich für das jüdische Volk entworfen hatte. Es ist auch für uns Christen und überhaupt für jeden Menschen in unserer oft so „unentspannten" Welt von großer Bedeutung:

1. Ein Tag pro Woche war (und ist es noch in der jüdischen Welt) als Ruhetag reserviert, als Sabbat. Für uns moderne Menschen heute kann das bedeuten, dass wir an einem Tag in der Woche nicht nur von unserer beruflichen Tätigkeit ruhen, sondern auch Computer, Telefon, Smartphone und Fernseher aus lassen, keinen Einkauf machen und nicht all das, was von der Woche noch liegen geblieben ist, aufarbeiten.

2. Drei gròße, mehrere Tage bis zu gut einer Woche dauernde Wallfahrtsfeste wurden und werden in der jüdischen Welt begangen, zu denen man nach Jerusalem reist und dort Gott mit Singen, gutem Essen und viel Gemeinschaft feiert. Auf uns übertragen könnte das bedeuten, dass wir alle drei, vier Monate eine „Auszeit" einplanen, die mehrere Tage oder eine Woche dauert und in der wir unserem Körper, unserer Seele und unserem Geist schöne, wohltuende Dinge gönnen. Vielleicht kommt für Sie auch ein Aufenthalt z.B. in einem Kloster oder einem anderen christlichen Retraitezentrum in Betracht, wo Sie nicht nur körperlich, sondern auch geistlich auftanken und sich neu auf Gott und die wirklich wichtigen Dinge im Leben ausrichten können.

3. Nach sechs Jahren wurde im alten Israel das siebte Jahr als „Ruhejahr" begangen, in dem man dem Ackerboden, den Weinbergen und Ölbäumen Zeit zur Regeneration ließ. Schulden wurden erlassen und Knechten und Mägden die Freiheit

zurückgegeben. Daher stammt auch unsere moderne Idee vom „Sabbatical", dem „Sabbatjahr" oder der „Sabbatzeit", die der kreativen Schaffenspause, der Erholung und Neuausrichtung, aber auch der Forschung und der Weiterbildung gewidmet ist.

Erquickender Schlaf

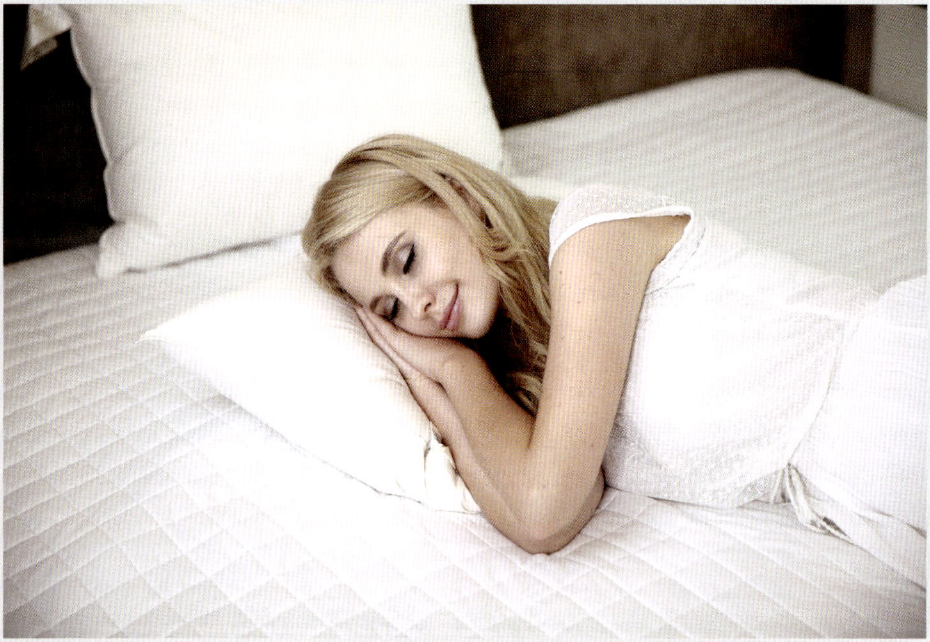

UNSERE SCHWIERIGKEITEN LOSLASSEN

Gehören Sie auch zu den ca. 40 bis 60 Prozent unter uns, die nicht so gut ein- oder durchschlafen können, wie sie es sich wünschen? Moderne Errungenschaften können uns vieles erleichtern – aber das Schlafen trotz Qualitätsmatratze nicht gerade.

Wir wollen genauso gut schlafen, wie es Menschen seit jeher vergönnt war. Doch wir leben bedeutend hektischer als je eine Generation in Friedenszeiten vor uns. Es sind mehr Entscheidungen zu treffen, mehr Ortsveränderungen und Begegnungen zu bewältigen und sich um vieles zu sorgen. Wir bewegen uns wesentlich weniger als unsere Vorfahren, essen wesentlich mehr und haben – nicht zuletzt durch Fernseher, Computer oder Handy – mehr Eindrücke zu verarbeiten. Alle diese Faktoren fördern einen gesunden Schlaf nicht gerade.

Tagsüber sind wir darauf getrimmt, etwas zu kontrollieren und „festzuhalten“, um es nicht gleich wieder zu verlieren. Wie kann uns nach alledem das Einschlafen, das von Loslassen bestimmt ist, gelingen?

GUT „AUSROLLEN“

Wir haben an uns keinen Schalter, der uns eine Totalbremsung von einem Hochgeschwindigkeitstag in eine geruhsame Nacht ermöglicht. Deshalb tut es uns gut, in der letzten halben Stunde vor dem Zubettgehen immer mehr zu uns zu kommen. Dann gewinnen wir etwas Abstand von den Sorgen des Tages und kommen so nach und nach zur Ruhe. Dafür seien einige konkrete Ideen vorgestellt:

- Machen Sie sich, bevor Sie sich entkleiden, bewusst, was Sie heute schon alles losgelassen haben und wie Sie nun damit fortfahren. Wenn Sie noch Ausweise, Schlüssel oder eine Geldbörse in der Tasche oder eine Uhr am Arm haben, legen Sie das beinahe ein bisschen feierlich ab. Vielleicht steckt in diversen Taschen noch das eine oder andere, das Sie – begleitet von einem erleichterten Seufzer – wegwerfen können.

- Nun trennen Sie sich ganz bewusst von der Kleidung, die vor Kälte, der Sonne und den Blicken anderer schützte. Spüren Sie für einen Moment diesem Stückchen Freiheit nach, die Nacktsein bedeutet.

- Stellen Sie sich beim Duschen oder Waschen vor, wie Sie das Alte hinter sich lassen. Denken Sie daran, wie Schweiß und Staub und damit vielleicht auch Sorgen und Ängste von Ihnen abgespült werden. Genießen Sie das Abstreifen des Wassers und das Abtrocknen mit einem weichen Handtuch.

EINE ENTSCHEIDUNG FÜR DAS RUHEN(-LASSEN) TREFFEN

Wie sehr wir in unseren Gedanken beim Schlafengehen zur Ruhe finden, hängt auch davon ab, wie entschlossen wir sind, Abstand zu gewinnen und unsere Arbeit ruhen zu lassen. Manchmal wollen wir zwar schlafen, aber doch von unseren Problemen nicht so richtig lassen. Wenn Sie am Ende eines Tages eine Sorge noch fest im Griff hat, sollten Sie innerlich etwas aufräumen. Vielleicht schreiben Sie noch einmal ein paar Gedanken zu Ihren Sorgen auf. Dann setzen Sie darunter demonstrativ einen Punkt. Anschließend verwahren Sie den Zettel an einem bestimmten Platz, wo er und das Problem getrost bis zum nächsten Morgen warten können.

Für einen gesunden Schlaf ist auch Ihre grundsätzliche Einstellung zum Ruhen und Schlafen von Bedeutung. Erscheint es Ihnen womöglich nur als ein notwendiges Übel, um für den nächsten Tag wieder fit zu sein? Wer so denkt, hat nicht viel von unserem schöpfungsgemäßen Rhythmus verstanden, sondern ist noch im Leistungsstreben gefangen. Zum Loslassen gehört auch das Vertrauen in andere Menschen. Wer z.B. im Schichtdienst arbeitet, kann sich vergegenwärtigen, wie die Kollegen übernehmen und einem eine geruhsame Nacht wünschen. Über allen Menschen, die Ihnen einen ruhigen Schlaf ermöglichen, steht Gott, der erst recht will, dass Sie zur Ruhe kommen. Es wirkt entlastend, wenn Sie Gott im Gebet das Bedrückende noch einmal sagen, bevor Sie schlafen gehen. Nun können Sie den Weg ins Bett ganz bewusst im Sinne des Abstandgewinnens und Zurückziehens antreten und die Tür zum Schlafraum schließen. Nehmen Sie ganz allmählich Ihren Schlafbereich in Besitz, der dafür reserviert ist, dass Sie einfach „nur" da sein dürfen und nichts vorweisen müssen.

DIE AUFMERKSAMKEIT AUF ETWAS ENTSPANNENDES RICHTEN

Wenn Sie nun noch zu angespannt im Bett liegen, genügt es nicht, an irgendetwas nicht mehr denken zu wollen. Es muss etwas anderes an diese Stelle treten. Deshalb tut es gut, sich auf etwas zu besinnen, das entspannend wirkt. Probieren Sie einfach einmal verschiedene Möglichkeiten aus:

- Sie können sich aus besonders beglückenden Erfahrungen – beispielsweise im Urlaub – durch Ihre Erinnerung einen kleinen „Film" zusammenstellen, den Sie zum Einschlafen mithilfe Ihrer Vorstellungskraft auf Ihrem inneren

Bildschirm, also vor Ihrem inneren Auge, abspielen. Wenn Sie sich dabei an einen Ort versetzen, mit dem Sie Entspannung und Angekommensein verbinden, beziehen Sie möglichst viele Sinne mit ein. Wie fühlt es sich in der erinnerten Situation an, den Wind, die Sonne, den Boden unter den Füßen zu spüren? Welche Gerüche gibt es dort und was ist eine Augenweide? In Ihrer Fantasie können Sie diesen persönlichen „Entspannungsclip" nach Belieben ergänzen und aufwerten. Das kann beispielsweise durch Ihre Lieblingsmusik oder die Begleitung eines geliebten Menschen geschehen.

- Oder stellen Sie sich vor, dass es Ihnen durch Ihr bewusstes Ausatmen möglich wird, sich selbst von der Zimmerdecke aus zu beobachten, wie Sie im Bett liegen. Ihnen wachsen Flügel und Sie steigen höher und höher, bis Sie auf das Gebäude herabsehen, in dem Sie sich befinden. Sie gewinnen weiter an Höhe (und damit auch an Abstand), bis Sie die ganze Stadt beobachten können. Sie können sich dabei auch vorstellen, in einem Ballon immer höher zu schweben, weil Sie den Ballast des Tages abwerfen. Gehen Sie in Ihrer Fantasie an Orte, an denen Sie sich gerne aufhalten und mit denen Sie angenehme Erinnerungen verbinden und verweilen Sie dort. Schließlich haben Sie die Höhe eines Satelliten erreicht und können nun einen Teil der Erdkugel überschauen. Irgendwo dort unten liegt ein Mensch im Bett – nämlich Sie selbst –, der gleich entschlummert.

- Wenn es für Sie eine wohltuende Vorstellung ist, sich wie ein Säugling zusammenkuscheln zu können und ganz aufgehoben zu sein, dann tauchen Sie einmal ganz in diese Vorstellung ein und rollen Sie sich – so wie es angenehm für Sie ist – ein wenig zusammen.

- Achten Sie darauf, wie sich die Luft beim Einatmen in Ihrem Körper ausbreitet. Stellen Sie sich dabei vor, wie das Meereswasser an den Strand spült und im Sand einsickert.

- Tasten Sie sich in Gedanken durch Ihren Körper und suchen Sie den Bereich, der sich am entspanntesten anfühlt. Verweilen Sie mit Ihrer Aufmerksamkeit dort und legen Sie Ihre Hand auf diese Stelle. Stellen Sie sich vor, wie die Entspannung von dort ausstrahlt und durch Ihren Körper strömt. Spüren Sie, wie die Entspannung sich auf Ihren gesamten Körper überträgt.

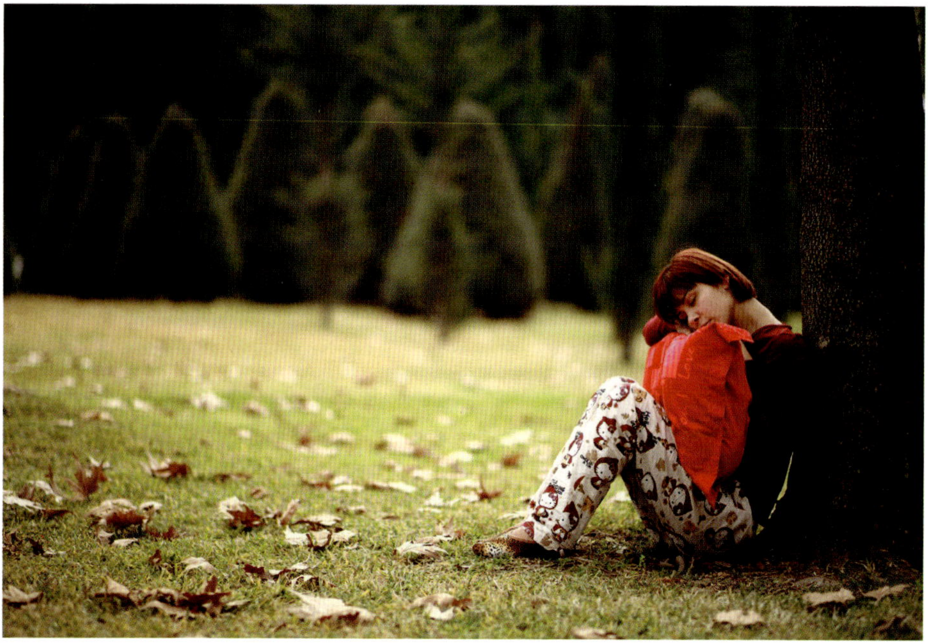

Wenn Sie dennoch nicht zur Ruhe kommen, gibt es wahrscheinlich ein Problem, das Sie jetzt noch nicht loslassen können oder vielleicht gar nicht loslassen wollen.

In diesem Fall sollten Sie nicht dagegen ankämpfen. Akzeptieren Sie, dass das Ungelöste diesen Raum in Ihrem Denken einnimmt. Und keine Sorge: Die besonders wichtigen Tiefschlafphasen holt sich Ihr Körper dann doch bald.

Mein Ruhetipp:
Gönnen Sie sich vor dem Schlafengehen ein beruhigendes Lavendelfußbad und einen Lavendeltee.

4. TÄGLICHE BEWEGUNG

Ein weiteres Kennzeichen des menschlichen Lebens besteht darin, auf Bewegung ausgerichtet zu sein. Ganz zu Anfang unseres Lebens brauchte uns niemand auffordern, uns zu bewegen. Wir waren völlig fasziniert über jede

Möglichkeit, unserem natürlichen Bewegungstrieb nachzugehen. Jede nur denkbare Erweiterung unseres Aktionsspielraumes war uns willkommen. Und wir hatten eine unbändige Freude daran, neue Bewegungsmöglichkeiten auszuprobieren. Was für ein Genuss war es, diesem spielerischen Bewegungsdrang nachzugehen! Leider ist heute nichts mehr selbstverständlich und Bewegung auch nicht mehr grundsätzlich lustbetont.

Natürlich finden wir die Freude an der Bewegung manchmal im Laufe unseres Lebens wieder. Menschen können z.B. bei einer sportlichen Betätigung ein tiefes Glücksgefühl erleben – solange sie nicht von Leistungsdruck bestimmt sind. Doch Körper und Seele brauchen einen regelmäßigen Wechsel zwischen Bewegung, bei der man durchaus etwas ins Schwitzen kommt, und der Ruhe. Regelmäßig heißt hier nichts anderes als – wenn irgend möglich – täglich.

Dass viele Menschen in unserer Kultur davon weit entfernt sind, hat viele Ursachen. Heute wird es als eine Errungenschaft betrachtet, dass wir ein bequemes Leben haben. Körperliche Anstrengungen sind für viele nicht mehr nötig, um den Lebensunterhalt sicherzustellen. Während vor etwa 100 Jahren die meisten Menschen noch bis zu 19 Kilometern täglich gingen, ist unser Laufpensum heute im Durchschnitt auf 700 - 800 Meter pro Tag zusammengeschrumpft. Anstatt uns zu bewegen, werden wir mit allen möglichen technischen Hilfsmitteln bewegt.

ADRENALINABBAU IN DEN PAUSEN

Wenn wir einen halben Tag lang geistig und emotional angestrengt gearbeitet haben, hat unser Körper das Stresshormon Adrenalin ausgeschüttet. Es hat uns geholfen, unsere Arbeit und die Situation, die all unsere Energie gefordert hat, zu bewältigen. Damit das Adrenalin wieder abgebaut werden kann, müssen wir uns bewegen. Da hilft es nicht, dass wir in den Arbeitspausen von einem Sitzmöbel in das nächste fallen oder nach der Arbeit mit der Rolltreppe, dem Aufzug und dem Auto nach Hause fahren. Nach einem langen Bürotag vor dem Computer oder einer anderen anstrengenden Tätigkeit sinken wir dann zu Hause oft erschöpft vor den Fernseher, anstatt uns zu bewegen. Aber unsere Muskeln müssen täglich ausreichend stimuliert werden, damit wir nicht einrosten und weiterhin beweglich bleiben.

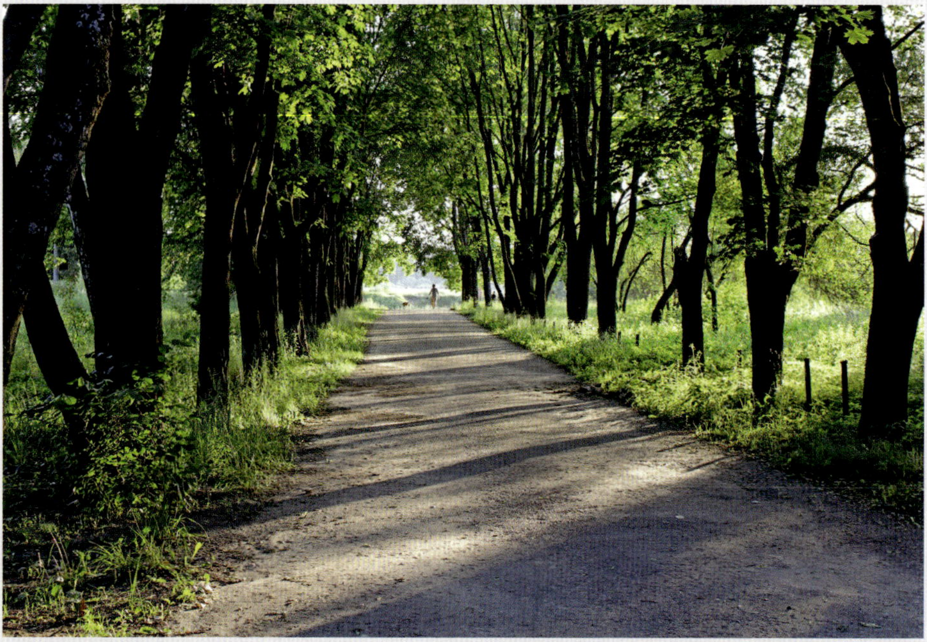

„Es würde alles besser gehen, wenn man mehr ginge." (Johann Gottfried Seume, Dichter, 1763 - 1810)

30 MINUTEN FÜR MEHR LEBENSQUALITÄT

Bewegung ist ein Heilmittel für den ganzen Menschen, nicht nur für den Körper, sondern auch für Seele und Geist. Ein täglicher strammer Spaziergang von einer halben Stunde (oder mehr), Nordic Walken oder Joggen an der frischen Luft stärkt das Herz, normalisiert den Blutdruck, senkt das schlechte und erhöht das gute Blutfett, stärkt die Knochen und trägt dazu bei, ein gutes Gewicht zu halten. Außerdem ist diese Art der Bewegung ein ideales Mittel bei depressiven Verstimmungen und „Winterblues".

Bewegung ist ein Spezialrezept gegen emotionale Erschöpfung, denn sie stimuliert die Ausschüttung von Endorphinen, die ein entspanntes Wohlgefühl bewirken und Schmerzen lindern können.

Regelmäßige Bewegung ist auch und gerade in den dunklen Wintermonaten, wo wir oft eine kleine, aber lästige Speckschicht ansetzen, eine Notwendigkeit. Unsere Lebensenergie und damit unsere Lebensqualität steigen. Regelmäßige Bewegung verlangsamt zudem den Alterungsprozess und hält uns länger jung. Ein amerikanisch-schwedisches Forscherteam fand heraus, dass 2 ½ Stunden moderate körperliche Bewegung in der Woche – also z.B. je 30 Minuten an fünf Tagen die Woche – ausreichen, um uns gesünder zu halten und unsere Lebenszeit zu verlängern.

Tägliche Bewegung, die zu uns passt und uns Freude macht, ist gar nicht so schwer in unseren Alltag zu integrieren, wie es vielleicht scheinen mag. Wenn wir z.B. statt des Aufzugs die Treppe nehmen und statt des Autos öfter mal das Fahrrad, dann ist das schon ein Schritt in die richtige Richtung.

„Der Mensch muss Erde unter seinen Füßen haben, sonst verdorrt ihm das Herz." (Gertrud von Le Fort, Schriftstellerin, 1876-1971)

DIE WUNDERBARE WELT UNSERER FASZIEN

70 Prozent aller Deutschen leiden im Laufe eines Jahres immer mal wieder unter Rückenschmerzen. Nur bei ungefähr 20 Prozent von ihnen kann eine körperliche Ursache gefunden werden, die z.B. durch Physiotherapie behandelt wird. Man nimmt an, dass ein großer Teil der Rückenleiden durch Bewegungsmangel ausgelöst wird. Und da kommen unsere Faszien ins Spiel. Faszien sind weiche Teile des Bindegewebes, die als weiße, durchscheinende, aber sehr reißfeste Hülle unsere Organe und Muskeln umspannen und sich als dehnbares Netzwerk durch unseren Körper ziehen. Faszien fungieren mit ihren vielen Nervenzellen und sensorischen Rezeptoren wie ein Sinnesorgan. Bewegen wir uns zu wenig oder verspannen wir uns durch zu viel Stress, kommt es oft zu Rückenschmerzen, an deren Entstehung verklebte Faszien und verhärtete, unbewegliche Muskeln beteiligt sein können. Unsere Faszien wollen immer wieder gedehnt und gestreckt werden, damit sie nicht verkleben und es den Muskeln erlauben, sich während unserer Bewegungen anzuspannen, sich zu

entspannen und mühelos aneinander vorbeizugleiten. Faszien bleiben elastisch, wenn wir sie immer wieder trainieren. Das geschieht schon dadurch, dass wir viele unserer Muskeln durch einen aktiven Lebensstil täglich einmal richtig bewegen.

Mein Bewegungstipp:
Ich versuche, jeden Tag morgens zu walken und / oder eine Stunde Rad zu fahren. Das entspricht mir. Finden Sie für sich die Art von Bewegung, die zu Ihnen und Ihrer Lebenssituation passt und Ihnen Spaß macht. Bewegen Sie sich täglich. Bedenken Sie auch: Gute Gewohnheiten brauchen 6 Wochen, bis sie fest in uns verankert sind.

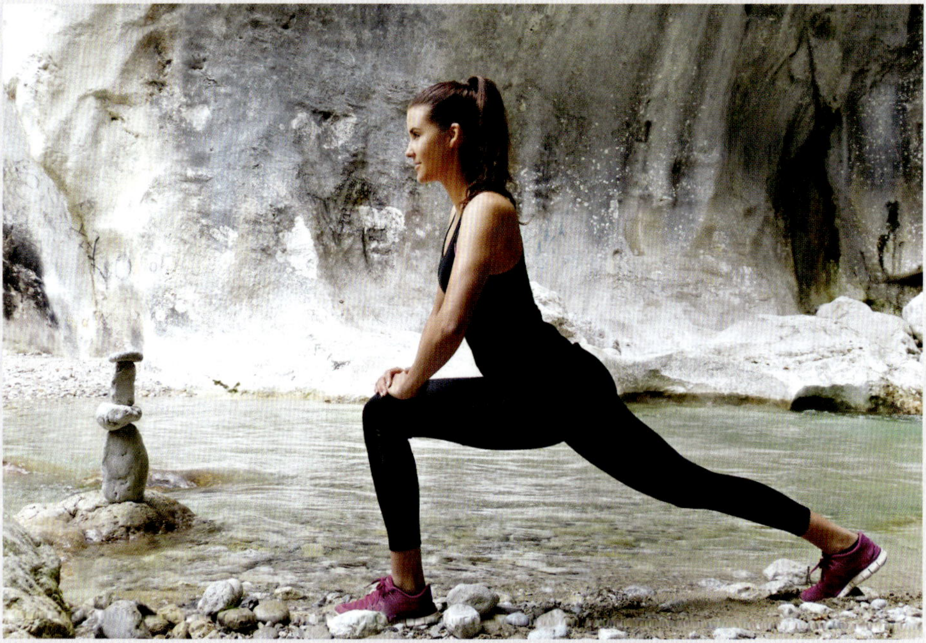

Sing und wandere. Am Ende deines Weges begegnest du dem lebendigen Gott. (Augustinus, 354 - 430 n. Chr.)

AUSGEWOGENHEIT IST TRUMPF!

Während sich viele darauf beschränken, die Bewegung anderer mit den Augen zu verfolgen, eifern mittlerweile Tausende in Großveranstaltungen jenem Läufer nach, der seinen Weg von Marathon nach Athen mit dem Leben bezahlte. Es kann durchaus einmal dran sein, körperliche Grenzerfahrungen zu machen – als Lebensprinzip allerdings schädigt es uns auf Dauer. Folgendes ist für eine maßvolle Bewegung zu beachten:

- Häufiger und sanft ist besser als selten und intensiv.
- Einmal am Tag oder zumindest jeden zweiten Tag durch Bewegung etwas ins Schwitzen kommen.
- Dabei jedoch nicht aus der Puste geraten. Beim Bewegen (z. B. beim Joggen) noch miteinander sprechen können.

NUR MIT SPASS GELINGT'S

Eine Grundregel hilft, das richtige Maß an Bewegung zu finden: Es sollte aus Freude an der Bewegung geschehen und nicht, um irgendetwas zu erreichen. Wird ein Bewegungsprogramm allzu straff neben all den anderen Verpflichtungen absolviert, dient es nicht zur Entspannung, sondern ist eine Fortsetzung des Leistungsjochs. Dass Bewegung für Menschen ein reines Pflichtprogramm sei, ist ein Missverständnis in einer an Leistung ausgerichteten Welt. Bewegung war und ist auch immer Ausdruck der Lebendigkeit des Menschen! Sich im Alltag und in der Freizeit mehr zu bewegen, wird zum Genuss, wenn wir:

- Ausprobieren, was zu uns passt und deshalb Spaß macht.
- Feinfühliger auf die Geschmeidigkeit und Beweglichkeit unseres Körpers achten.
- Uns immer wieder für ein paar Momente sammeln, um uns ganz der Bewegung hinzugeben und ein Gefühl für unsere Bewegungsmöglichkeiten zu bekommen.

❀ Entdecken Sie, bei welchem Sport oder bei welchen anderen Formen der Bewegung (z.B. Tanzen) Sie Spaß haben und am stärksten einen Ausgleich zu den sonstigen Anforderungen verspüren.

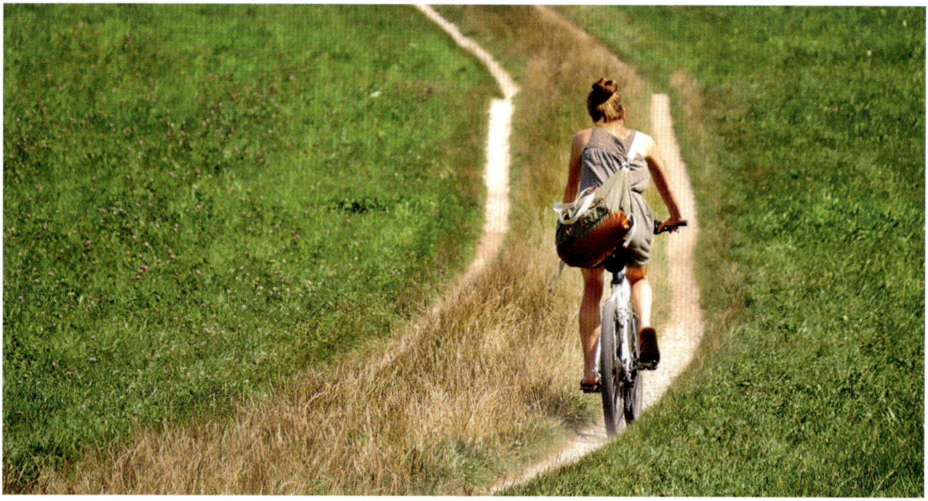

Die Verknüpfung der täglichen Bewegung mit anderen Heilkräften

Wir können uns die Heilkräfte wie ein Ärzteteam vorstellen, das ständig miteinander im Austausch ist und sich mit den individuellen Möglichkeiten des Menschen ergänzt. In einer Teambesprechung könnte das so aussehen: Während die *Tägliche Bewegung* ihre Bedeutung herausstreicht, weist *Wasser* darauf hin, wie wichtig es ist, dabei genug zu trinken, um keinen Kreislaufkollaps zu bekommen, sowie genussvoll die Haut mit Wasser von Schweiß zu befreien. Das *Essen* ergänzt, dass die Bewegung nur bekömmlich ist, wenn zuvor nicht zu viel oder zu wenig und das Passende gegessen wurde. Und die *Ruhe* unterstreicht, dass die Entspannung der unverzichtbare Gegenspieler aller Bewegung ist.

Natürlich sind auch die *vier Heilkräfte* der Seele von Bedeutung. So wird ohne *Vertrauen* jede körperliche Betätigung zu einer belastenden Angstpartie. Ebenso unverzichtbar ist der *Orientierungssinn*. Und wenn wir mit *Liebe* zum Leben und einer Portion *Leichtigkeit* unterwegs sind, wird uns die Bewegung besonders guttun.

5. VERTRAUEN

Ohne Vertrauen sind wir nicht lebensfähig. In diesem Moment vertrauen Sie gerade selbstverständlich Ihrem Körper, dass er seine Funktionen wie Atmung, Stoffwechsel und Durchblutung zuverlässig vollzieht. Auch Ihrer äußeren Umgebung schenken Sie Vertrauen. Beispielsweise verlassen Sie sich darauf, dass nicht alles unter Ihnen oder über Ihnen zusammenbricht.

Dennoch ist Vertrauen ein höchst umkämpftes und gefährdetes Gut. Ein Vertrauensbruch gehört zu den schmerzlichsten Erfahrungen, von denen leider niemand auf seinem Lebensweg gänzlich verschont bleibt. Wir haben uns auf etwas und vor allem auf jemanden verlassen und werden nun enttäuscht zurückgelassen.

Aber so, wie in unserem Körper Verletzungen der Haut und sogar Knochenbrüche wieder heilen, kann sich auch Vertrauen neu aufbauen. Ist allerdings der Vertrauensbruch massiv, wird es nicht unbedingt möglich sein, genau zu diesem Menschen das alte Vertrauensverhältnis wiederherzustellen. Auch bei anderen unangenehmen Erfahrungen werden wir in diesem Zusammenhang nicht mehr so unbeschwert unterwegs sein.

Für unseren weiteren Weg ist es jedoch unverzichtbar, Vertrauen grundsätzlich neu entwickeln zu können. Vertrauen gehört zu dem inneren Menschen, der sich von Tag zu Tag erneuert:

„Darum werden wir nicht müde; sondern wenn auch unser äußerer Mensch verfällt, so wird doch der innere von Tag zu Tag erneuert.“ (2. Kor. 4,16)

Für unsere Gesundheit ist es maßgeblich, dass diese Erneuerungsprozesse nicht verkümmern, sondern sich aus Gottes Kraft als Heilkräfte der Seele in unseren Beziehungen entfalten können.

Wie das geschehen kann, wollen wir für die drei Ausrichtungen betrachten, in denen wir in Beziehung treten: zu Gott, zum Nächsten und zu uns selbst.

VERTRAUEN ZU GOTT

Stellen Sie sich vor, Sie haben heftig an einem Problem zu knabbern, das Ihnen völlig unlösbar erscheint. Leider sehen Sie nicht, dass sich jemand in Ihrer unmittelbaren Nähe befindet, für den Ihre Schwierigkeiten kein Problem darstellen. Er kennt nicht nur die Lösung, sondern begleitet Sie auch gerne dabei, sich auf die Lösung zuzubewegen. Da Sie diese Person jedoch nicht wahrnehmen, fühlen Sie sich ganz auf sich allein gestellt und womöglich hilflos und deprimiert.

So geht es uns ständig mit Gott. Wir nehmen nicht wahr, dass er uns bei jedem Schritt begleitet, obgleich genau das uns die Angst nehmen könnte:

„Was wollen wir nun hierzu sagen? Ist Gott für uns, wer kann wider uns sein?" (Röm. 8, 31)

In dem Maße aber, in dem wir in unserem Vertrauen zu Gott wachsen, verlieren unsere Sorgen und Ängste ihre Macht über uns. Das führt uns zu einem entscheidenden Punkt im Hinblick auf unsere Befindlichkeit und Gesundheit: Pflegen wir das Vertrauen, dass unser Vertrauen ständig (neu) erstarken kann! Leben ist grundsätzlich von Wachstum bestimmt. Das ist uns oft z.B. bei Kindern oder auch den Pflanzen in unserer Umgebung offensichtlich. Bei vielem anderem Lebendigem geschieht es eher verborgen. Das äußere, natürliche Wachstum, das wir um uns herum wahrnehmen, könnte uns daran erinnern, dass auch das Vertrauen in uns dazu angelegt ist, sich zu erneuern und zu wachsen. Bitten Sie Gott im Gebet darum, Ihr Vertrauen in ihn zu stärken. Von allen Bittgebeten ist dies eines der bedeutungsvollsten.

VERTRAUEN ZU ANDEREN

Wenn wir uns unseres Lebens einigermaßen sicher sind, hat unter dem Chor unserer Ängste eine wohl die lauteste Stimme: Wir fürchten es am meisten, mutterseelenallein zu sein.

Vom Anfang unseres Lebens an haben wir uns ständig vergewissert: Ist die Mama (oder eine andere wichtigste Bezugsperson) noch da? Damals war das eine existenzielle Frage. Denn es dämmerte uns: Wenn wir alleine bleiben, würden wir vergehen wie eine Blume in der Wüste.

Seitdem vergewissern wir uns ständig unserer Beziehungen, denn wir möchten unbedingt – mit allem, was uns ausmacht – von anderen gesehen werden.

Mehr Stabilität gewinnen wir, wenn wir uns die Tatsache bewusst machen, dass wir immer in Beziehungen eingebunden sind. Selbst dann, wenn wir uns unverstanden oder gar abgelehnt fühlen, gibt es ein verbindendes Band, das mit Hoffnungen und Sehnsüchten gespickt ist. In der Systemischen Seelsorge (so wie wir sie in unserem Gesundheitshaus in Marburg praktizieren) eröffnen sich u.a. durch Systemaufstellungen Möglichkeiten, dafür Eindrücke zu sammeln, die auch unser Herz erreichen. Wir entdecken, dass die Angst, alleine zu sein, oft größer ist als die tatsächliche Bedrohung. Wir erinnern uns daran, dass andere uns behütet haben, wenn unser Leben und unsere Gesundheit in Gefahr waren, und führen uns vor Augen, dass dies noch heute so ist.

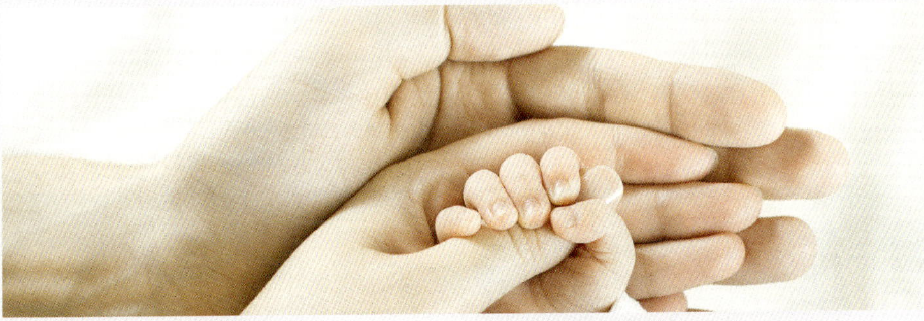

SELBSTVERTRAUEN

Ohne Selbstvertrauen wären wir nicht in der Lage, irgendetwas zu tun. Deshalb ist es für uns so bedeutsam wie die Atemluft.

Doch manchmal können wir in dieser Hinsicht nicht kräftig durchatmen, weil uns Selbstzweifel beherrschen. Dann ist es für unser seelisches Gleichgewicht und damit für unsere Gesundheit wichtig, neues Vertrauen in die eigene Person und deren Möglichkeiten zu gewinnen.

Welcher Blickwinkel hilft uns, die Ressourcen, die in uns angelegt sind, auch wirklich wahrzunehmen?

Paulus stellt uns Gott als jemanden vor, „der überschwänglich tun kann über alles hinaus, was wir bitten oder verstehen, nach der Kraft, die in uns wirkt" (Eph. 3,20). Die Kraft, die uns zu Hilfe kommt, wird also nicht irgendwo aus dem höchsten Himmel zu uns herabgesandt, um dann beim Eintritt in die Atmosphäre zu verglühen. Nein. Diese Kraft wirkt in uns.

Wie aber sollen wir uns das vorstellen, zumal wir diese überschwänglich wirkende Kraft oft nicht in uns verspüren?

Kommen wir dazu noch einmal auf den „inneren Menschen" zu sprechen (vgl. 2. Kor. 4,16). Als Gott uns Menschen zu seinem Ebenbild schuf, hat er ein Stück von sich selbst in uns hineingelegt. Vieles davon ist von allzu Menschlichem überdeckt. Dennoch könnten Sie einmal auf die Spurensuche gehen und sich fragen, was von Gottes Wesen Sie – zumindest bruchstückhaft – in sich erkennen können: die Sehnsucht, zu lieben und geliebt zu werden; die Fähigkeit zur Freude; Tatkraft und Kreativität; Vertrauensfähigkeit; Treue; Einfühlungsvermögen; Geduld und Selbstbeherrschung; Hoffnung für das Gute; Begeisterungsfähigkeit; Humor ...

Wo immer Sie etwas davon in sich wahrnehmen, wird die Kraft in Ihnen durch Ihre Aufmerksamkeit gestärkt.

Rufen Sie sich außerdem immer wieder ins Gedächtnis, dass Sie ein geliebtes Geschöpf Gottes sind. Sie sind kein Zufallsprodukt, sondern liebevoll erdacht und geformt. Sie sind gewollt. Lassen Sie diese Wahrheit immer tiefer in Ihr Herz sinken.

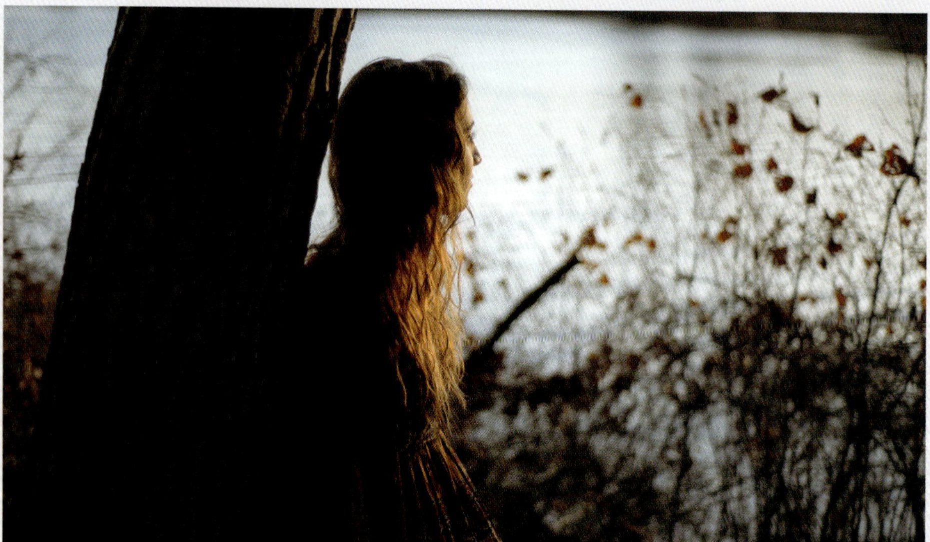

6. ORIENTIERUNGSSINN

Wie wichtig Orientierungspunkte sind, wird uns erst bewusst, wenn wir sie größtenteils verloren haben. Es ist ein sehr bedrängendes Gefühl, nicht mehr zu wissen, wo wir eigentlich sind und wie wir in das Vertraute zurückfinden.

Zur Vorbereitung der bemannten Raumfahrt schloss man während eines Experiments Personen in einer Kapsel ein und simulierte die Schwerelosigkeit, sodass es kein Oben und Unten mehr gab. Schließlich brachte man auch die Sternbilder, an denen sich die Versuchspersonen noch hätten orientieren können, absichtlich durcheinander. Dieser Zustand wurde von den Versuchspersonen als schier unerträglich beschrieben.

Wenn wir die räumliche *Orientierung* verloren haben, fühlt sich auch unsere Seele verloren. Sie sucht nach festen Punkten, die uns Sicherheit geben können.

„Gebt mir einen festen Punkt im All und ich werde die Welt aus den Angeln heben." Mit dieser Aussage spielte der griechische Mathematiker und Physiker Archimedes vor über 2200 Jahren auf das Hebelgesetz an. Obwohl das natürlich nicht nötig ist, brauchen wir Festigkeit, um irgendetwas (Neues) ausprobieren zu können.

Diese wichtigen Orientierungspunkte stellten von Anfang an Beziehungen dar, die umso kostbarer für uns waren, wenn sie sich als verlässlich und konstant herausstellten.

Mit einem Ausreifen unseres Bewusstseins drängte sich die Frage nach dem *Sinn* auf. Wir sprechen ja oft davon, dass etwas „Sinn macht". Das brauchen wir, um unser Leben als wertvoll zu erachten.

In früheren Zeiten wurde Krankheit mitunter als ein Verlust einer inneren Ausrichtung der Seele verstanden. Heilung hingegen wurde als wichtig dafür erachtet, den Menschen wiederentdecken zu lassen, worauf es im Leben ankommt.

Wenn wir krank sind, motiviert uns ein gut und tief in uns verwurzelter Lebenssinn, wieder gesund zu werden, weil es sich lohnt, zu leben und die Möglichkeiten des Körpers und der Seele nutzen zu können.

Leider geht mit wachsender Bildung in unserer Kultur nicht einher, die Frage des Sinnes zunehmend in den Mittelpunkt zu stellen. Dahinter könnte die Befürchtung stehen, dass uns ein Sinnvakuum dann umso schmerzlicher bewusst und offensichtlich würde. So scheint manches Unterwegssein dem Leitsatz zu folgen: Wenn wir schon das Ziel aus den Augen verloren haben, verdoppeln wir wenigstens unsere Geschwindigkeit.

Wenn Sinnstiftendes abhandengekommen ist, kann sich Langeweile einstellen, aus denen manche Dummheiten erwachsen, mit denen wir täglich in den Medien bekannt gemacht werden. Aber man würde ja stattdessen etwas Sinnvolles tun, wenn man denn wüsste, *was* das wirklich sein könnte.

Es ist längst nicht so spannend, sich das dreißigste Kleid oder die dreißigste Jeans anzuschaffen, wie auf ein zweites solches Kleidungsstück erst einmal hinarbeiten zu müssen, wie es in ärmeren Ländern häufig nach wie vor der Fall ist.

Weniger bekannt als der Burnout (Erschöpfung durch Überforderung) ist das Gegenteil, der „Boreout" (Erschöpfung durch Unterforderung und Langeweile). Die Auswirkungen sind erstaunlich ähnlich: Man ist emotional ausgelaugt, hat zu nichts mehr Lust, Motivation und damit auch Kraft.

Menschen brauchen eine Aufgabe, die sich dem Gefühl entgegenstellt, nutzlos zu sein. Auf diesem Hintergrund gesehen ist es wirklich tragisch, dass viele Flüchtlinge lange Jahre zur Untätigkeit gezwungen werden, bevor sie eine Arbeitserlaubnis bekommen.

Wie können wir nun unseren Orientierungssinn schärfen, um auf das zuzugehen, was die Bezeichnung *wertvoll* tatsächlich verdient? Zunächst einmal: Seien Sie wählerisch, von welchem Sinnstiftendem Sie Ihr Leben prägen lassen. Ein Gefühl von Sicherheit stellt sich erst ein, wenn es nicht von unserem Leistungsvermögen oder günstigen äußeren Umständen abhängig ist.

Durch eine Beziehung zu Gott erhalten wir ein gutes Fundament, das uns inspirieren kann, wohlwollender auf unsere Mitmenschen und uns selbst zu schauen.

Wenn unser Herz für etwas Wertvolles schlägt, können wir auch ausgewogen – und damit gesund – unser Leben gestalten, weil wir nicht alles ausprobieren, auskosten, ja „aussaugen" müssen. Wir sind unterwegs, müssen aber auch nicht hasten, weil uns ein gut gewähltes Lebensziel nicht verloren geht. Als Ausdruck unseres inneren Bewegtseins werden wir uns auch äußerlich bewegen – ohne ständig an unsere äußerste Leistungsgrenze gehen zu müssen, weil wir uns und anderen etwas beweisen wollen.

„Tiefsinnig" – also sinnerfüllt – ausgerichtet, werden wir z.B. unsere *Lebensmittel nicht als Lebensmitte* betrachten. Auch bei den anderen beschriebenen Heilmitteln werden wir mit einem guten Orientierungssinn für das Wesentliche das rechte Maß finden. Wir müssen uns nicht von der Furcht vor der Endlichkeit des Lebens knechten lassen (vgl. Hebr. 2,15), weil uns die Angst, irgendetwas zu verpassen, unerbittlich antreibt. Ebenso muss uns nicht stets so vieles als unzureichend erscheinen und uns zu mehr Anstrengung und schließlich Überforderung führen. Wenn wir uns dagegen immer wieder bewusst entscheiden, mit etwas zutiefst zufrieden zu sein, ist das sehr gesund.

Wer bis hierhin unsicher ist, was unserem Leben ausreichend Sinn geben kann, wird in der nächsten Heilkraft fündig.

7. LIEBE

Die fünfte Heilkraft – das Vertrauen – ist ein Wegbereiter für den siebenten Unterstützer unserer Gesundheit: die Liebe. Nachdem Paulus uns dieses unvergängliche Dreiergespann Glaube (Vertrauen), Hoffnung und Liebe vorstellt, hebt er die Liebe als die Kraft heraus, die ihre beiden treuen Begleiter überragt:

> „Nun aber bleiben Glaube, Hoffnung, Liebe, diese drei; aber die Liebe ist die größte unter ihnen." (1. Kor. 13,13)

Während zur Liebe Vertrauen unbedingt dazugehört, sind nur wenige Vertrauensakte tatsächlich von Liebe getragen. Noch mehr als das Vertrauen drängt die Liebe darauf, in einer Beziehung ihren Ausdruck zu finden.

Alle acht Heilkräfte erinnern uns daran, dass Gesundheit und Krankheit nicht ausschließlich willkürlich und schicksalshaft über uns kommen. Wir schaffen auch den Nährboden für das eine und andere – je nachdem, ob wir uns nach dem Heilsamen ausstrecken oder dem Belastenden Raum geben. Das ist bei der Liebe besonders hervorzuheben. In 2. Mose 15,26 heißt es:

> „Wirst du der Stimme des Herrn, deines Gottes, gehorchen und tun, was recht ist vor ihm, und merken auf seine Gebote und halten alle seine Gesetze, so will ich dir keine der Krankheiten auferlegen, die ich den Ägyptern auferlegt habe; denn ich bin der Herr, dein Arzt."

Wir zucken oft zusammen, wenn wir von Geboten und Gesetzen hören, da wir uns unserer Übertretungen bewusst sind. Bei dem Wort „Gebote" sehen wir schnell rot oder schwarz. Es hört sich anstrengend an und wie etwas, an dem wir scheitern könnten. Doch das ändert sich, wenn wir es mehr als eine Einladung verstehen, den Schöpfungsordnungen Gottes zu folgen! Statt uns in Gesetzlichkeit zu verstricken, sollten wir das Große und Ganze stehen. Denn alle Gebote Gottes finden in dem einen ihre Zusammenfassung und Vollendung:

„Du sollst den Herrn, deinen Gott, lieben von ganzem Herzen, von ganzer Seele und mit all deiner Kraft und deinem ganzen Gemüt, und deinen Nächsten wie dich selbst" (Lk. 10, 27).

Aber wieso muss man denn Liebe überhaupt verordnet bzw. geboten bekommen? „All you need is love", sangen einst die Beatles unwidersprochen. In der Tat sehnen wir uns nach nichts mehr, als bedingungslos geliebt zu werden. Und doch ist zu beobachten, dass Menschen auch noch etwas anderes (vielleicht sogar mehr) anstreben, z.B. Macht und Ansehen, Reichtum und berauschende Erlebnisse.

Vielleicht geschieht diese anderweitige Ausrichtung aus Resignation heraus. Während wir bei anderen Bedürfnissen oft sichere Wege kennen, sie bald zu befriedigen, wird für die Sehnsucht nach Liebe nur selten und kurzzeitig oder eingeschränkt Sättigung erreicht. Während Gott uns grenzen- und bedingungslos liebt, sind wir selbst leider dazu nur punktuell in der Lage. Unter allen Umständen nichts mehr zu wollen, als den anderen glücklich zu sehen –, das würde bedeuten, dass die eigene Bedürftigkeit kaum noch Bedeutung hat. Doch dabei meldet sich allzu schnell die Sorge, zu kurz zu kommen.

Wie können wir nun die große Heilkraft der Liebe ausschöpfen? Denn an der Liebe genesen wir wie an nichts anderem sonst.

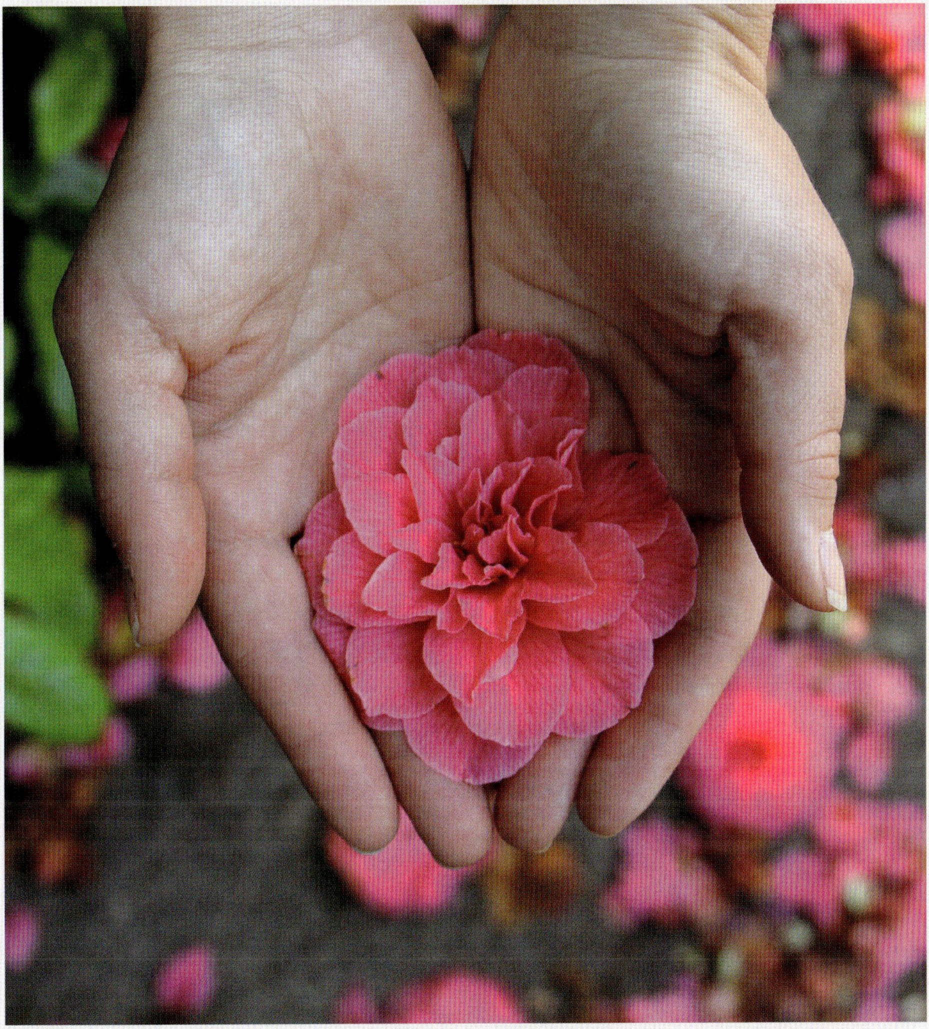

ANERKENNEN, DASS NICHTS WICHTIGER IST

„Ich bete darum, dass eure Liebe immer noch reicher werde an Erkenntnis und aller Erfahrung“, schreibt Paulus in Philipper 1,9.

Was ist Ihnen wichtig, wenn Sie morgens in einen neuen Tag starten? Dass Sie alles Mögliche schaffen und erfolgreich sind?

Sinnvoll wäre es, sich auf den einen Wunsch einzustimmen: in der Liebe zu wachsen. Wenn Sie damit durch den Alltag gehen, folgen Sie bei all den Wichtigkeiten dem wirklich Wesentlichen. Dann werden Sie auch neue Erfahrungen mit der Liebe machen, die Gott in Sie hineingelegt hat.

Denken wir auch hier an unseren „inneren Menschen". Unsere Sehnsucht, zu lieben und geliebt zu werden, kann nicht krank werden. Denn sie ist von Gott in uns hineingelegt und so elementar, so grundlegend wie das Leben selbst. Sie ist heilig und von daher unantastbar.

Da sich der innere Mensch täglich erneuert und von Gott geschenkte Liebe in sich trägt, gehen wir nicht leer aus, wenn wir uns jeden Morgen neu fragen: Wie kann heute zumindest ein „Liebesfunken" in mir zum Vorschein kommen? Das hilft uns, weniger um unsere tatsächlichen oder befürchteten Beeinträchtigungen zu kreisen, die sich als Zentrum für unsere Aufmerksamkeit nicht eignen.

AKTIV WERDEN, STATT ZU WARTEN, DASS DIE GROSSE LIEBE ÜBER UNS KOMMT

Weit verbreitet und durch die Medien unterstützt ist die Vorstellung, dass die Liebe einen überkommt und man quasi von ihr wachgeküsst wird. Mit der Sehnsucht, dass man über alle Maßen von einem anderen Menschen geliebt werden wird, kann man sein ganzes Leben verbringen und vertun. Wie können wir uns aber nun auf die Liebe zubewegen?

Lassen Sie zunächst die folgenden Fragen auf sich wirken: Was begeistert Sie an Gott besonders? Was finden Sie an einem Ihrer Mitmenschen ganz erstaunlich? Und was ist faszinierend, wenn Sie an sich selbst auf Spurensuche gehen und nach und nach entdecken, wie wunderbar Sie gemacht sind? Was beeindruckt Sie an der Schöpfung, die eine Riesenausstellung zum Thema Wunder ist?

Wenn wir von etwas begeistert sind, ist es uns wertvoll genug, uns dem zuzuwenden. Wir verschenken etwas von unserer Hingabe. So findet unsere Liebesfähigkeit ihren Ausdruck.

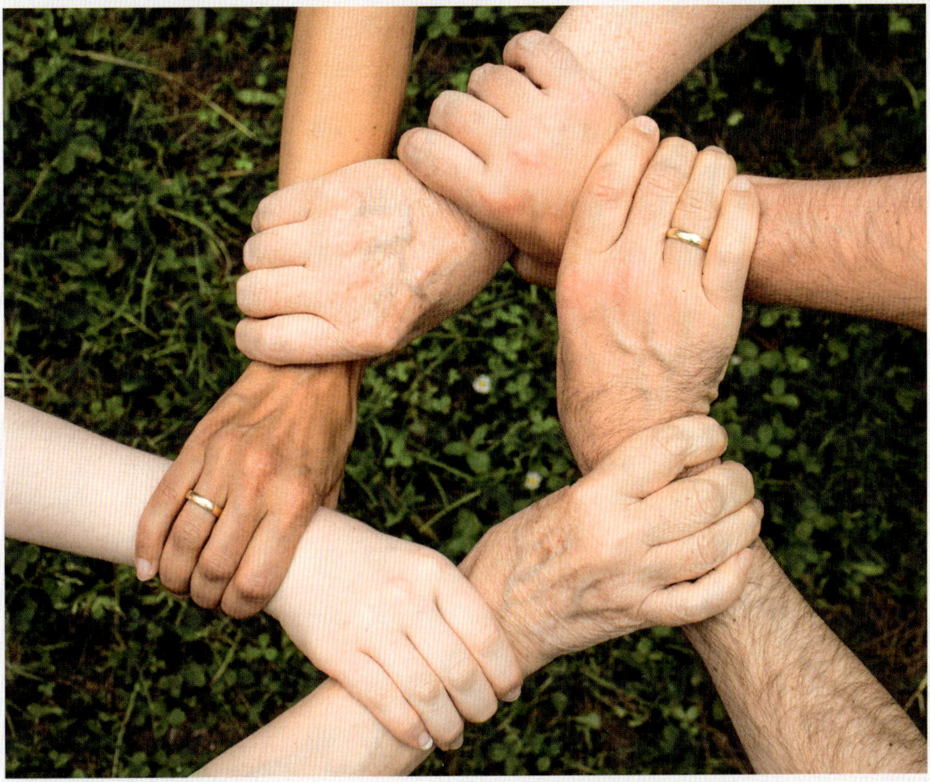

Warten Sie nicht darauf, etwas Großes tun zu können. Tun Sie nach dem Beispiel Jesu etwas, was Ihnen klein erscheint, mit Hingabe – und schon ist es groß durch die Würde, die Sie ihm verliehen haben. Jesus hat es so mit dem damaligen Sklavendienst der Fußwaschung gemacht, um uns ein nachahmenswertes Beispiel zu geben (vgl. Joh. 13,15).

Hingebungsvolle Menschen leben oft nicht nur intensiv, sondern sind auch bis ins hohe Alter hinein erstaunlich fit, obwohl sie nicht immer ein Mittagsschläfchen halten können. Sie sind insgesamt gesünder als Menschen, die nicht mehr so ganz wissen, wofür sie überhaupt noch aufstehen sollen. Als ein Beispiel sei Herbert Blomstedt erwähnt, der mit seinen 90 Jahren nach wie vor die Welt bereist, um Orchester zu dirigieren.

Suchen Sie sich (immer wieder) etwas, das Sie gestalten können. Umso unbeachteter es ist, umso mehr könnte es Ihre Aufmerksamkeit verdienen. Es wird Ihnen helfen, sich ein Stück wohler, lebendiger und gesünder zu fühlen. Letztlich ist die entscheidende Frage nicht, was Sie tun. Wann immer Ihr Herz dabei ist, wann immer Sie Freude an dem finden, was Sie tun, können andere dadurch bereichert werden. Und Gott freut sich mit.

Durch ein ausgewogenes, hingebungsvolles Leben erscheinen Sie anderen zudem mehr als das, was Sie zutiefst schon immer sind – liebenswert.

AUF GOTTES UNERMESSLICHE LIEBE VERTRAUEN

Für die Gottheiten anderer Glaubensrichtungen ist es eine Option unter mehreren, uns freundlich gesinnt zu sein oder uns gar zu lieben. Und es ist an bestimmte Voraussetzungen gebunden. Für den dreieinigen Gott, an den Christen glauben, ist das grundlegend anders. Die bedingungslose Liebe ist sein Wesen. Deshalb können wir uns darauf verlassen, dass er niemals auf eine Idee kommt, die sich auf etwas anderes gründet als auf seiner Liebe zu uns.

Das können wir leider von uns selbst nicht sagen. Mehr noch: Wenn wir uns an dem Menschen, den wir am meisten lieben, reiben, wissen wir zwar immer noch, dass wir ihn lieben, wir können es bloß nicht mehr so deutlich spüren.

Das ist an sich nicht so tragisch. Äußerst bedauerlich wäre es allerdings, wenn wir unsere unvollendeten Versuche, einander zu lieben, auf Gott übertragen und nicht anerkennen würden, dass seine Liebe zu uns so weit über unsere Möglichkeiten hinausgeht, wie der Himmel höher ist als die Erde (vgl. Jes. 55,9).

8. LEICHTIGKEIT

Weshalb nehmen wir das Leben mitunter so schwer? „Weil es das ist!“, denken wir vielleicht, aber das ist nicht die einzige mögliche Antwort.

Ganz zu Anfang unseres Lebens war alles so viel einfacher. Wir erlebten uns als vollständig und hatten nichts an uns auszusetzen. Ebenso vertrauten wir darauf, dass sich jemand um uns kümmert. Immer wieder kamen wir so zur Ruhe, wie es David in Psalm 131 beschreibt:

„Ja, ich ließ meine Seele still und ruhig werden; wie ein kleines Kind bei seiner Mutter, wie ein kleines Kind, so ist meine Seele in mir." (V. 2)

Wir beobachten gerne ganz kleine Kinder. Dabei schauen wir nicht in erster Linie zu ihnen herab, sondern irgendwie auch zu ihnen hinauf. Wir bewundern sie für die Leichtigkeit und Selbstverständlichkeit, mit der sie sich durch das Leben bewegen. Und wir wünschen uns, dass sich unser Leben doch auch noch einmal so leicht anfühlen möge.

Doch lassen Sie sich sagen, dass dieses kleine Kind, das Sie einmal zu Beginn Ihres Lebens waren, noch in Ihnen ist und Ihre Aufmerksamkeit verdient.

Können Sie ein Foto hervorkramen, das Sie in den ersten zwei, drei Lebensjahren zeigt? Je jünger Sie sind, desto besser. Falls nicht, malen Sie sich vor Augen, wie Sie damals nach Ihrer Vorstellung ausgesehen haben.

Stellen Sie sich nun vor, dass dieses kleine Menschenwesen auf Ihrem Schoß sitzt. Sie erzählen Ihrem inneren Kind, was Sie gerade am meisten belastet. Und nun stellen Sie sich vor, was das Kleine dazu sagen würde. Wahrscheinlich wird es Sie zu mehr Gelassenheit ermutigen. Diese letzte Heilkraft – die Haltung der Leichtigkeit – bildet den Rahmen zu

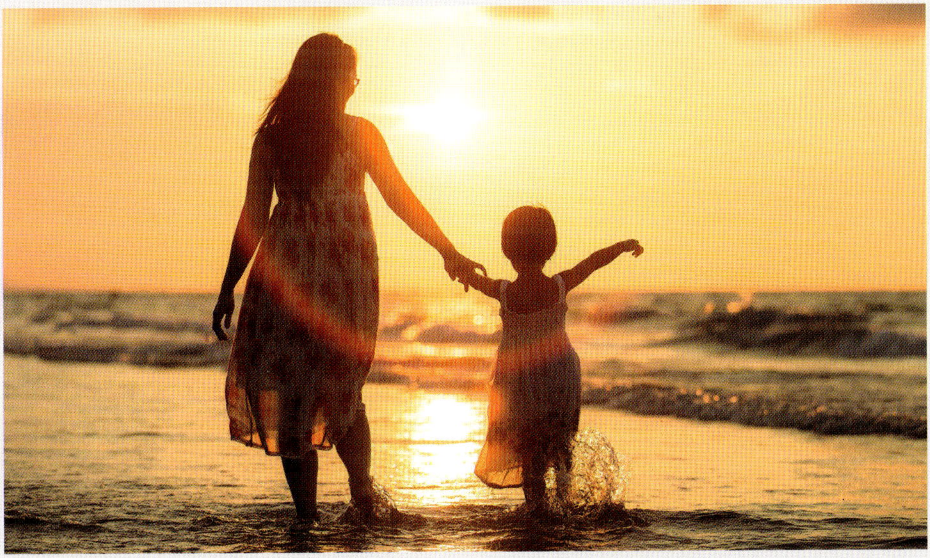

allem anderen Stärkenden. Denn was immer wir für unsere Gesundheit tun – sobald es von Verbissenheit geprägt ist, wird es uns nichts nützen, sondern kann sogar zu einer Belastung werden. Als kleines Kind haben Sie sich mit Vertrauen, der Suche nach Orientierung, Liebe und Leichtigkeit auf den Weg gemacht. Auch Wasser, Essen, Ruhe und Bewegungsmöglichkeiten standen Ihnen als Geschenke selbstverständlich zur Verfügung.

Wenn wir als Erwachsene lernen, wieder mehr Zugang zu diesen Kraftquellen zu finden, die wir als Kinder selbstverständlich nutzten, entdecken wir, dass ausreichend für uns gesorgt ist. Diese Erfahrung wird dann zum Eingangstor einer neuen Leichtigkeit werden.

Aufmerksam mit dem Wertvoll-Prinzip durch den Tag

Worauf wir unsere Aufmerksamkeit richten, entscheidet, wie wir uns fühlen. Die Weichen dafür können wir in den ersten wachen Momenten eines neuen Tages stellen. Üblicherweise geht gleich das ganze Sorgenprogramm auf Sendung. Deshalb ist ein Gegensteuern unerlässlich, indem wir uns noch vor dem Aufstehen auf das besinnen, was wir an diesem Tag an Gutem vorfinden – also all dies, was wir nicht erst mühevoll erschaffen müssten.

Es lohnt sich, den folgenden Satz zu bewegen: „**Mein Leben ist wertvoll.**"

Natürlich ist entscheidend, wie überzeugt wir davon sind. Deshalb können wir uns darauf ausrichten, in den nächsten Minuten und Stunden gute Begründungen für den Wert unseres Lebens zu finden. Dafür ist jeder der acht Buchstaben dieses Wortes ein Wegweiser.

Zu unserer Motivation zum Aufstehen könnte beitragen, dass uns der erfrischende Kontakt mit **Wasser** bevorsteht. Es kann uns von außen im Bad und von innen durch das erste Glas Wasser berühren. Und es belebt uns umso mehr, als wir mit unserer Aufmerksamkeit auch wirklich dabei sind und dem Weg des Wassers ein wenig nachspüren.

Dann geht es mit dem nächsten Wertvollen weiter, indem wir durch das **Essen** sehen und schmecken können, wie freundlich der HERR ist. (vgl. Psalm 34,10). Denn schließlich sind wir mit unserer Ernährung an einen Schöpferreichtum angeschlossen, den wir kaum ansatzweise ermessen.

Des Weiteren werden sich im Tagesablauf **tägliche Bewegung** und **Ruhe** abwechseln. Wie kostbar es ist, dass uns beides möglich ist, können wir an den Übergängen vom Aufstehen bis zum Zu-Bett-Gehen genussvoll wahrnehmen.

Natürlich sind die Stützen, auf denen sich unsere Seele gründet, ebenso aufgestellt.

In einen neuen Tag zu gehen, ist ein Akt des **Vertrauens**. Es gründet sich auf die vielen Erfahrungen, in denen wir letztlich unsere Herausforderungen meistern konnten. So können wir immer wieder daran denken, worauf wir in diesem Moment ganz zu Recht vertrauen. So setzen wir dem Eindruck, die Sorgen würden uns beherrschen, etwas entgegen.

Ebenso begleitet uns der **Orientierungssinn** ständig, ohne den wir kein Bein vor das andere setzen können. Und wir finden immer wieder etwas, für das es sich einzusetzen lohnt.

Der Wert eines Tages misst sich nicht daran, wie viel wir geschafft und erreicht haben. Das entscheidende Vorzeichen für all unsere Erfahrungen kann nichts anderes als die **Liebe** sein. So ist unser Leben bereits wertvoll, wenn wir uns mit einer Frage auf den Weg machen: Wo kann ich heute einen Funken der Liebe, die Gott in mich hineingelegt hat, spüren und zum Vorschein bringen? Wo kann ich lieben: etwa einen Menschen, etwas von Gottes Schöpfungswerken und nicht zuletzt ihn als unseren liebenden und allmächtigen Herrn? Mit dieser Ausrichtung braucht uns um Glücksmomente nicht bange zu sein.

Die **Leichtigkeit** erscheint uns bei all dem Schweren in unserem Leben und dieser Welt am schwierigsten zu erreichen. Doch wir könnten viel zusammentragen, wenn wir am Ende eines Tages bedenken oder gar notieren würden, was heute leicht war oder leicht wurde. Wir würden uns an Momente erinnern, in denen wir eine Schwierigkeit im Tagesablauf überwunden haben, in denen uns ein Lächeln von anderen oder aus uns selbst heraus erreichte, in denen es dann doch etwas zu lachen gab und dergleichen mehr.

Wenn wir gerade einen dieser acht Aspekte deutlich vor Augen haben, können wir daran denken, dass es noch sieben andere gibt. Und das ist nur ein kleiner Ausschnitt dessen, was unserem Leben seinen unschätzbaren Wert verleiht.

Dass es gesund ist, sich dem allem zuzuwenden, ist im Grunde „nur" eine beabsichtigte Nebenwirkung. Vor allem macht es unbändigen Spaß und lässt unsere Lebensfreude erblühen. Das ist Motivation genug. Wenn es wieder einen Zweck erfüllen muss, damit es sich lohnt, hätten wir dem Wertvollen schon wieder etwas von seiner Unbeschwertheit genommen.

Zweiter Teil: „Ach du grüne Neune!" – Heilende Wildkräuter

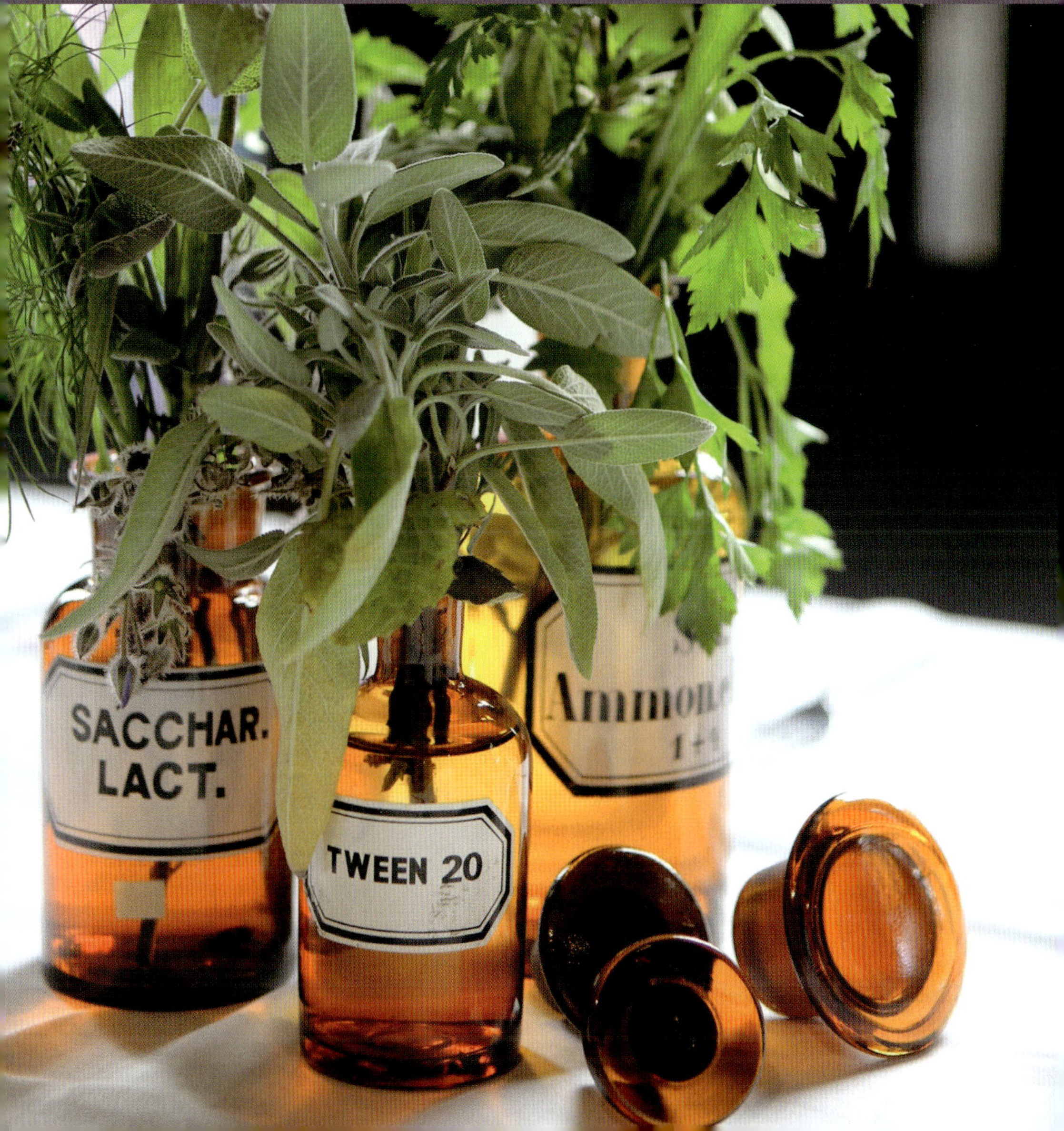

1 | Das Wissen um die heilende Wirkung von heimischen Kräutern

Seit mir bewusst geworden ist, welche ungeheure Heilkraft in der Natur steckt, fasziniert mich die Welt der Kräuter. Gott hat dafür gesorgt, dass wir von einer überaus gut ausgestatteten Apotheke umgeben sind. Doch das Wissen darum ist im Laufe der Jahre verloren gegangen. Dabei ist es noch gar nicht so lange her, dass es in jedem Dorf eine kräuterkundige Frau gab, die um die heilenden Wirkungen der Wildkräuter wusste – waren Kräuter doch lange Zeit die einzigen Heilmittel, die es gab. Von Generation zu Generation wurde dieses Wissen weitergegeben. Die „Kräuterfrauen" wussten noch, wie Salben, Tees, Tinkturen und andere Heilmittel hergestellt wurden. Oft sammelten sie nur, was um ihr Haus herum oder in ihrem kleinen Kräutergarten wuchs, und konnten damit den Menschen Linderung ihrer Krankheiten verschaffen. Meistens waren es nur wenige, aber wichtige Kräuter, mit denen sie arbeiteten.

„Gott hat für jede Krankheit eine Pflanze wachsen lassen. Sehet euch um in der Natur und schöpft aus der Apotheke Gottes!" (Paracelsus, Arzt, 1493-1541)

Heute glauben wir oft, dass „Superfoods" mit exotischen Namen wie Moringa oder Chia besser sind als das, was Gott vor unserer Haustüre hat wachsen lassen, unsere heimischen Heilpflanzen. Ich möchte Sie jedoch dazu ermutigen, das zu verwenden, was Gott Ihnen förmlich vor die Füße gesetzt hat. Eine kräuterkundige Frau in der Alpenregion wird etwas andere Heilpflanzen verwerten (z.B. Bergkräuter) als eine Frau im Rhein-Main-Tiefland oder Frauen in Friesland, die ihre Heilpflanzen an den Küsten sammeln.

„Alle Wiesen und Matten, alle Berge und Hügel sind Apotheken." (Paracelsus, Arzt, 1493-1541)

2 | Essen Sie sich mit Wildkräutern durch den Frühling

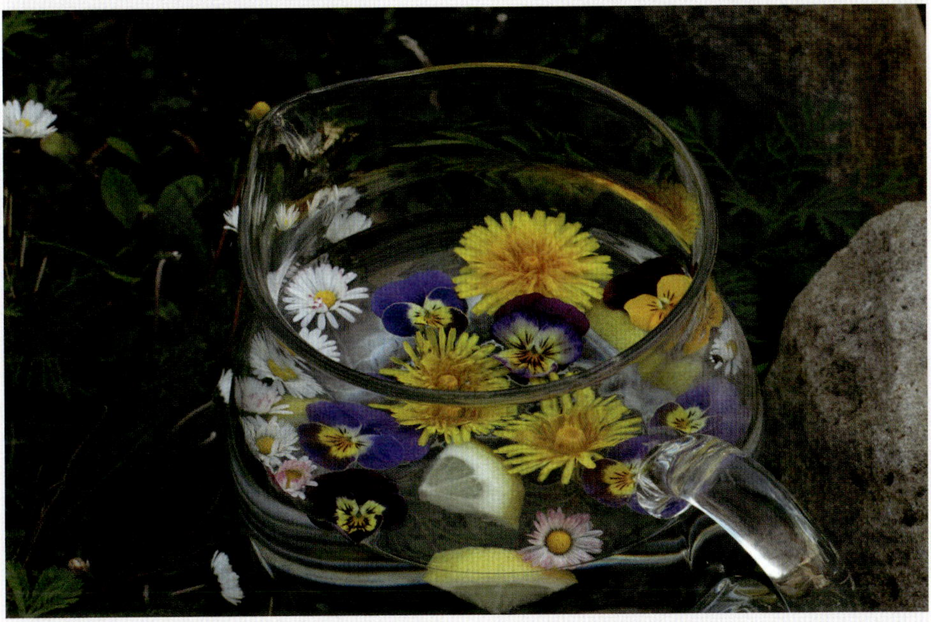

Gerade in unserer schnelllebigen und gesundheitsgefährdenden Zeit können uns Wildkräuter, unsere grünen Helfer, lebenswichtige Mineralstoffe, Spurenelemente und Enzyme bieten, die wir dringend benötigen.

So esse ich mich das ganze Jahr über durch meinen Garten und meine Wiese. Schon im März fange ich damit an: Das Scharbockskraut, ein Frühjahrsblüher, bedeckt bereits einige Ecken unseres Gartens. Es ist so früh im Jahr ein exzellenter Vitamin-C-Spender. Die grünen Blättchen kommen in meinen Salat. Auch die Vogelmiere ringelt sich ausdauernd durch die Beete. Sie kommt bei mir in die Suppe und in den Salat, denn sie ist ein guter Mineralstoffspender. Im April und Mai explodieren unsere Wiesen von frischem Grün. Aus Brennnesselspitzen, Löwenzahnblättern und Blüten, Gänseblümchenköpfchen und

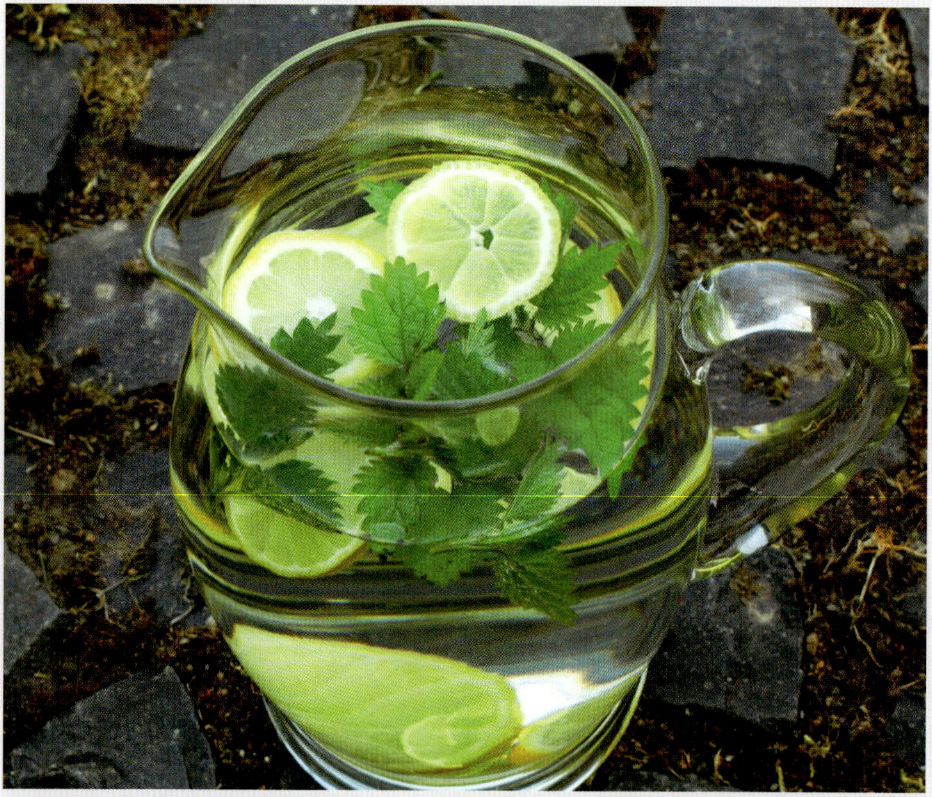

Schafgarbenblättchen bereite ich mir „Blütenwasser“ zu. Ich gebe sie einfach in einen Krug mit Wasser, wodurch das Wasser eine wunderbare Geschmacksnote erhält.

Auch im Smoothie, in der Wildkräutersuppe oder im Salat ist das frische Grün ganz unkompliziert zu verwenden. Überhaupt bereite ich keine aufwändigen Kräutergerichte zu, sondern würze die Gerichte, die ich sowieso täglich koche, immer mit einer Handvoll jahreszeitlicher Wildkräuter. Im Mai steht der Giersch wie eine kleine Armee in einer meiner Gartenecken bereit, zäh und widerstandsfähig. Und so unausrottbar, dass manche Nachbarn ihn sogar „Gartenschreck“ nennen. Seitdem ich weiß, dass der Giersch eine blutreinigende und entgiftende Wirkung besitzt, esse ich früh nach dem Walken immer ein paar Blättchen. Sobald die Wiesen gelb vom Löwenzahn sind, esse ich beim Spazierengehen oder Walken immer auch langsam und genüsslich ein paar Blütenköpfe, denn mein Körper freut sich über die wertvollen Bitterstoffe. Vorwitzig und unermüdlich schlängelt sich die Gundelrebe mit ihren blauen Blüten durch den Garten. Das ist gut so, denn sie besitzt eine entzündungshemmende und entgiftende Wirkung. Gundelrebe gibt dem Salatdressing eine würzige und kräftige Note. Die frischen Blätter der Birke hinter unserem Haus sammle ich und trockne sie für einen Entschlackungstee.

So esse ich mich täglich mit einer Handvoll grüner Freunde durch den Frühling und verwende die Kräuter frisch in Smoothies, Salaten, Dressings und Suppen. Sonst trockne ich sie für den Wintervorrat als Tee. Die Pflanzen lassen sich auch gut als Tinkturen in Alkohol ausziehen. Ich empfehle zu Anfang lieber weniger auszuprobieren und anzuwenden. Den ganzen Sommer über „blüht" zudem mein Wasserkrug, der immer zum Trinken bereitsteht, mit Ringelblume, Kornblume, Spitzwegerich, Holunderblüten und vielem mehr.

„Wenn die Menschen das Unkraut nicht nur ausreißen, sondern einfach aufessen würden, wären sie es nicht nur los, sondern würden auch noch gesund."
(Johann Künzle, Pfarrer, 1857-1945)

Zugegeben: Nicht jeder hat einen Garten oder lebt auf dem Land. Aber auch „auf Balkonien" kann neben Geranien ein großer Blumentopf mit heilsamen Wildkräutern zum täglichen Gebrauch wachsen. Gundelrebe rankt zum Beispiel wunderbar im Topf. Und wer einen eigenen Garten hat, kann dort eine „wilde Ecke" mit Brennnessel, Giersch und Co. stehen lassen, um die „grünen Freunde" immer zur Verfügung zu haben.

Und – bevor Sie Rasen mähen, zupfen Sie doch einfach die Gänseblümchen ab und trocknen Sie diese, denn aus ihnen lässt sich ein wunderbarer Tee zubereiten, der die Haut reinigt.

Vielleicht befindet sich ja sogar auf Ihrem täglichen Spazierweg oder Ihrem Weg zur Arbeit eine bisher unentdeckte „Pflückwiese", die zu „Ihrer" Wiese werden kann, die Sie das ganze Jahr über besuchen? Für viele von uns kann alleine schon das Sammeln von Pflanzen eine wohltuende Tätigkeit sein, denn bereits dabei kommen wir mit der heilsamen

Kraft der Kräuter in Berührung. Zudem erleben wir Entschleunigung, da wir beim Sammeln automatisch einen Gang herunterschalten, und die wohltuenden Auswirkungen von Bewegung an der frischen Luft. So kann uns das Sammeln von Kräutern nicht nur letztlich zu mehr Gesundheit verhelfen, sondern auch Stress abbauen, unsere Stimmung heben und generell für ein gesteigertes Wohlbefinden sorgen.

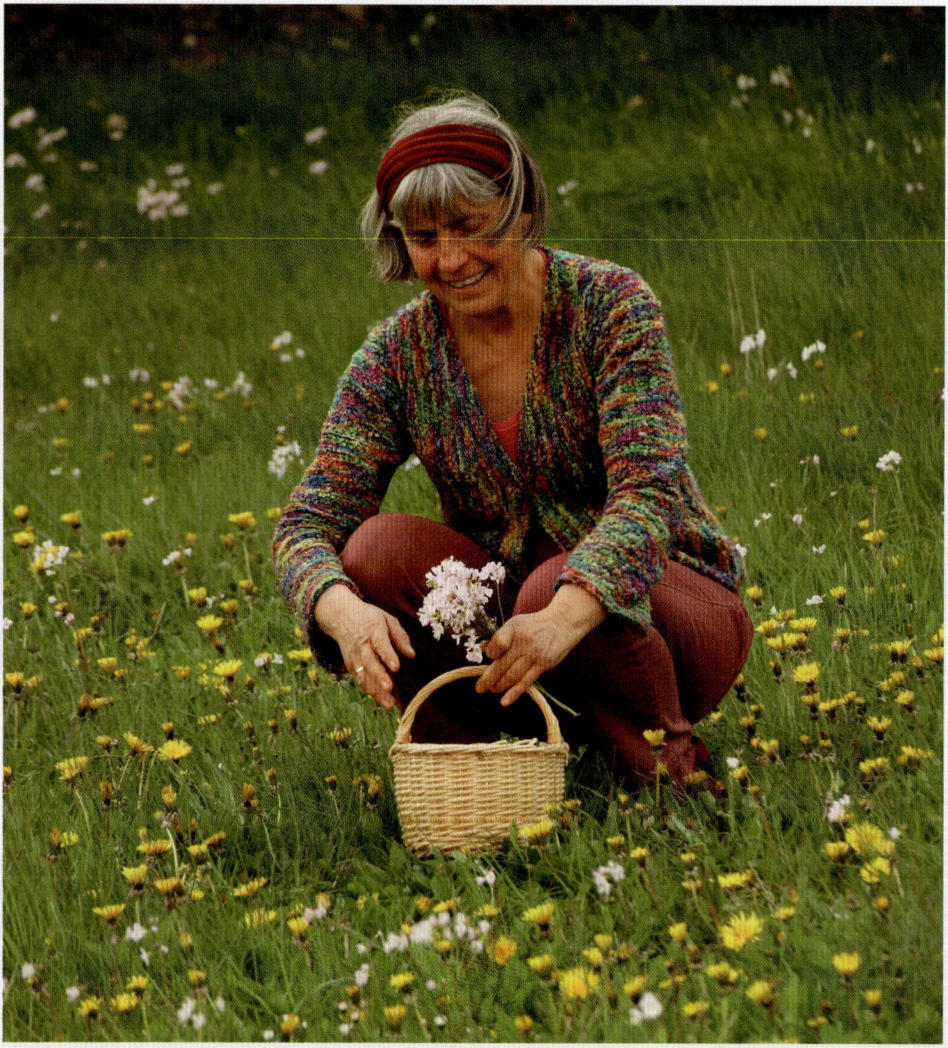

3 | Mein kleiner Wildkräuter-Sammelkalender

Wann	**Welche Pflanze**	**Welche Pflanzenteile**
März	Vogelmiere	Kraut für Salate & Smoothies
März	Scharbockskraut	Blätter für Salate & Smoothies
April & Mai	Brennnessel	Kraut für Suppen & Smoothies
April & Mai	Löwenzahn	Blätter & Blüten für Suppen, Salate, Smoothies
April & Mai (z. T. ganzjährig)	Gänseblümchen	Blüten für Blütenwasser, Tee und Salatgarnierung
April & Mai	Gundelrebe	Blätter & Blüten für Salat
April & Mai	Giersch	Blätter für Suppen, Salate, Smoothies
April & Mai	Birke	Blätter für Tee
Mai	Weißdorn	Blüten für Tee
Juni	Spitzwegerich	Blätter für Tee
Juni	Holunder	Blüten für Blütenwasser & Tee
Juni	Johanniskraut	Kraut & Blüten für Tee und Öl
Juni	Linde	Blüten für Tee
Juli	Schafgarbe	Kraut & Blüten für Blütenwasser & Tees
September	Weißdorn	rote Früchte für Wein

Alle diese Pflanzen können Sie natürlich auch zur Anreicherung Ihres Trinkwassers in Ihren Wasserkrug geben.

4 | Tipps zum Sammeln und Trocknen der Wildkräuter

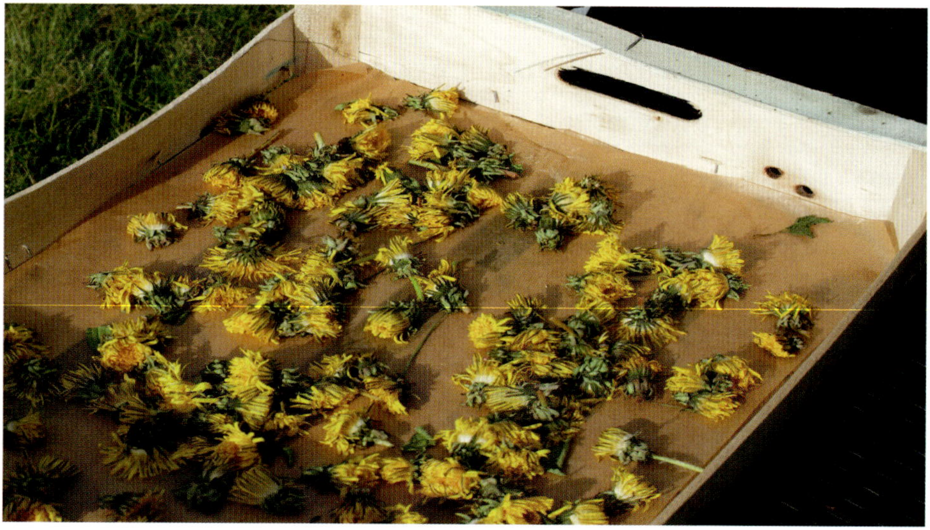

- Bitte sammeln Sie nur, was Sie gut kennen.

- Sammeln Sie auf keinen Fall auf bewirtschafteten Äckern, gespritzten Feldern und „Hundestrecken", denn Heilkräuter werden nicht gewaschen. Geeignet sind Plätze, die nicht intensiv landwirtschaftlich genutzt werden, z.B. Wiesen, Weiden, Brachland, Hecken, trockene Hänge und natürlich der eigene Garten.

- Als beste Sammelzeit empfiehlt sich der späte Vormittag, bei trockenem, schönem Wetter, damit der Wirkstoffgehalt in den Kräutern möglichst hoch ist.

- Sammeln Sie achtsam und nur das, was Sie wirklich brauchen.
  Hilfreiche Utensilien sind ein Sammelkorb, eine Stofftasche und ein scharfes Messer.
  Zum Trocknen können Sie die Pflanzen auf einem Kuchenblech, auf einer Zeitung, einer flachen Holzstiege oder einem Wäscheständer ausbreiten.

- Die Pflanzen sollten an einem schattigen, luftigen Ort trocknen, an dem die Temperatur ca. 20 – 30°C beträgt.

- Bitte trocknen Sie die Kräuter nicht in der Sonne.

- Sind die Kräuter gut getrocknet und rascheln bei Berührung, können diese in Papiertüten locker gelagert oder in dunklen Gläsern aufbewahrt werden. Die getrockneten Kräuter halten sich gut ein Jahr.

- Reste getrockneter Wildpflanzen können Sie als Zusatz im Badewasser verwenden.

KRÄUTERSTRÄUSSE

Sie können gesammelte Kräuter auch zum Trocknen kopfüber als Sträußchen aufhängen und zur Verbesserung des Raumklimas in der Wohnung verteilen. Ich hänge die Kräutersträuße in Schlafzimmer, Bad, Küche oder Wohnzimmer auf, wo sie ihre wohltuenden ätherischen Düfte abgeben.

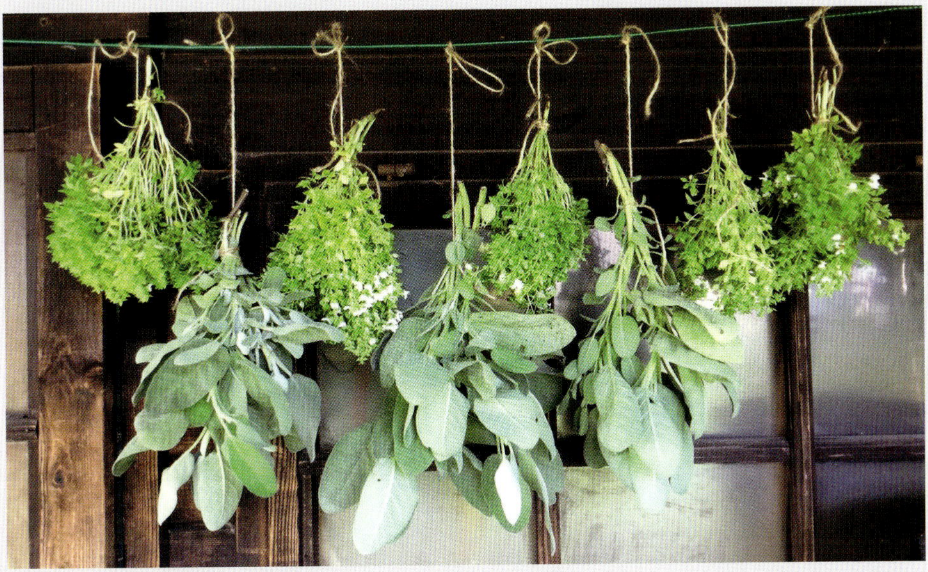

DUFTSÄCKCHEN MIT GETROCKNETEN KRÄUTERN

Eine weitere Möglichkeit, die getrockneten Kräuter zu verwenden, sind Duftsäckchen. In Leinensäckchen können die Heilkräuter im Schlafzimmer und Kinderzimmer Verwendung finden oder als Luftverbesserer in Bad und WC. In der Küche hänge ich Duftsäckchen zur Abwehr von Insekten an das Küchenfenster.

Für die Küche: Beifuß, Wermut, Rosmarin, Salbei.

Für einen guten Schlaf: Melisse, Hopfen, Johanniskraut.

Bei Erkältungen: Holunder, Linde.

Für die Frau: Frauenmantel, Schafgarbe, Rose, Lavendel, Melisse.

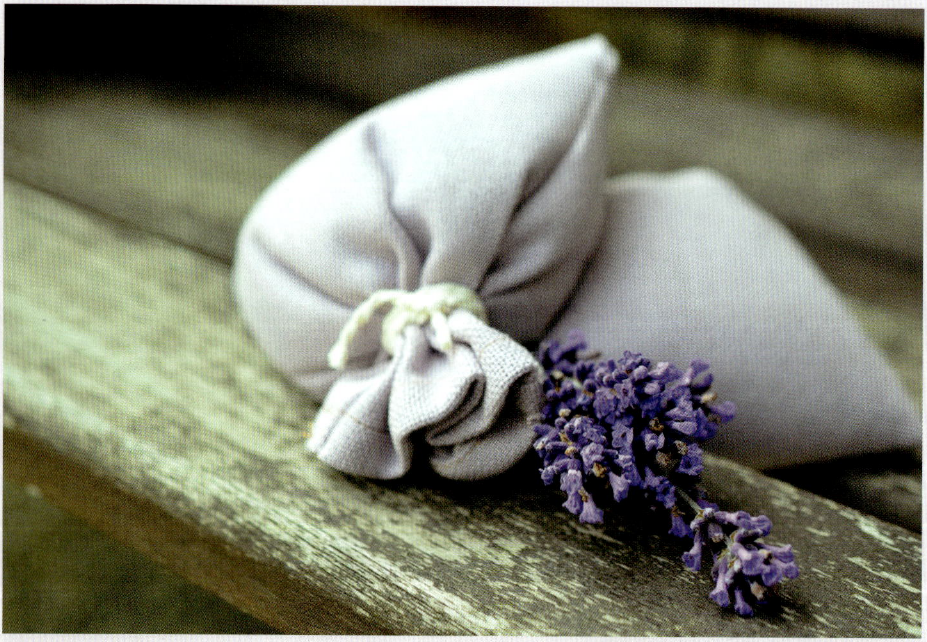

5 | Kleine Teekunde

Alle Wildkräuter, die wir sammeln, können wir trocknen und als Tee verwenden. Der Geschmack von Kräuter-Heiltees kann durch die Zugabe von Pfefferminze und Zitronenmelisse verfeinert werden, denn letztlich sollte der Tee ja auch schmecken. Die verschiedenen Heiltees zeigen eine bessere Wirkung, wenn Sie den Tee gut riechen und schmecken können!

- Verwenden Sie auf 200 ml kochendes Wasser einen Esslöffel (oder das, was zwischen drei Fingerspitzen passt) getrockneter Kräuter.
- Lassen Sie den Tee 5 – 7 Minuten ziehen.
- Der Tee sollte nicht zu stark sein, sondern noch „blond" (hell).

Heilkräuter dürfen nicht bedenkenlos in hoher Konzentration oder über einen längeren Zeitraum angewendet werden, da viele Kräuter starke Wirkstoffe enthalten oder bei Daueranwendung wirkungslos werden. Außerdem liebt unser Körper die Abwechslung. Deshalb sollten Teekuren nicht länger als vier bis sechs Wochen dauern, in denen Sie täglich ein bis zwei Tassen trinken. Verlassen Sie sich dabei auch auf Ihr Gefühl.

Wenn Ihnen ein Tee nicht schmeckt oder nicht guttut, dann probieren Sie einen anderen aus.

6 | Meine drei wichtigsten Kräuter-Heiltees

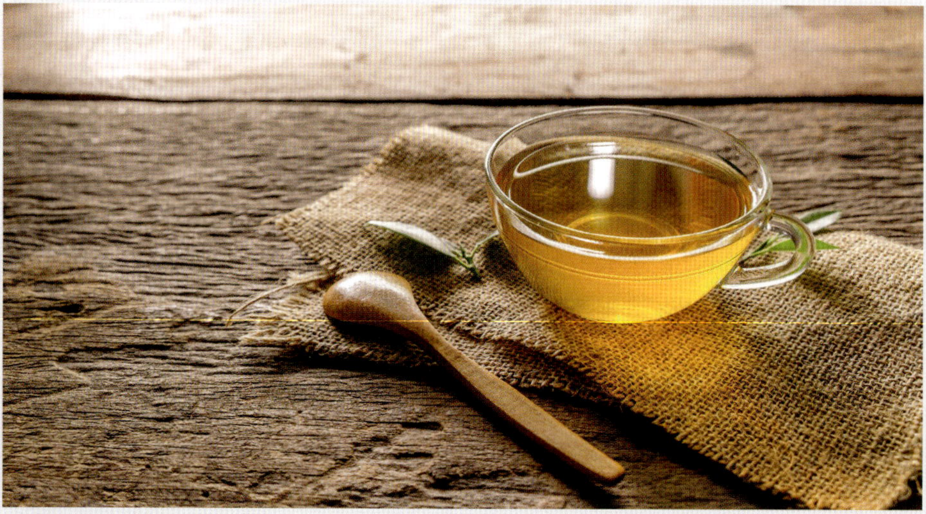

1. FRAUENTEE

Mischung zu gleichen Teilen aus Schafgarbe, Frauenmantel und Gänsefingerkraut, frisch oder getrocknet.

Dieser Tee lindert markante Beschwerden der Menstruation und der Wechseljahre.

2. ERKÄLTUNGSTEE

Mischung zu gleichen Teilen aus Holunder, Linde und Spitzwegerich, frisch oder getrocknet.

Dieser Tee lindert Erkältungsbeschwerden.

3. BLUTREINIGUNGSTEE

Mischung zu gleichen Teilen aus Löwenzahn, Brennnessel, Birkenblättern und Ackerschachtelhalm, frisch oder getrocknet, plus Pfefferminze und Ringelblume für den Geschmack.

Dieser Entschlackungstee eignet sich als ein- bis zweiwöchige Teekur (1/2 bis 1 Liter über den Tag verteilt) im Frühjahr und im Herbst.

7 | Meine heilkräftigsten Wildpflanzen

Nun möchte ich Ihnen meine neun wichtigsten heilkräftigen Wildpflanzen vorstellen. Ich habe nur die ausgewählt, die auf unseren heimischen Wiesen von Nord nach Süd fast überall vorkommen. Zusätzlich zu den Heilpflanzen der „Grünen Neune“ möchte ich Sie auch noch mit einer herzstärkenden Heilpflanze bekannt machen.

Viele der Heilpflanzen können als Tinktur, Öl oder Tee verarbeitet werden. Im Folgenden stelle ich zunächst die Grundrezepte vor:

GRUNDREZEPTE FÜR TINKTUREN, ÖLE UND TEES

TINKTUR

Schneiden Sie 1 – 2 Handvoll gute Pflanzenteile (frisch oder getrocknet) mit Stiel und Blättern klein und füllen Sie diese in ein Einmachglas. Übergießen und bedecken Sie alles mit Doppelkorn (38 %) und lassen Sie das zugeschraubte Glas 4 – 6 Wochen am Küchenfenster stehen. Zwischendurch können Sie das Glas immer wieder einmal schütteln. Gießen Sie schließlich die entstandene Tinktur ab und füllen Sie diese in eine dunkle Glasflasche oder bewahren Sie sie an einem lichtgeschützten Ort auf. Sie ist bis zu 5 Jahren haltbar.

ÖL

Für Öle können Sie getrocknete oder frische Pflanzen verwenden. Frische Pflanzen sollten Sie allerdings zunächst 1 – 2 Stunden antrocknen lassen, bevor Sie sie verwerten. Zerkleinern Sie die Pflanzen und füllen Sie diese in ein Einmachglas. Übergießen und bedecken Sie alles mit gutem Öl, z.B. kaltgepresstem Olivenöl, und lassen Sie das zugeschraubte Glas 4 Wochen am Küchenfenster stehen. Danach gießen Sie das Öl ab und füllen es in eine dunkle Glasflasche oder bewahren es an einem lichtgeschützten Ort auf. Das Öl ist ein Jahr haltbar.

TEE

Übergießen Sie ½ bis 1 Teelöffel Pflanzenteile (trocken oder frisch) mit einer Tasse kochendem Wasser, lassen Sie das Ganze 5 – 10 Minuten ziehen und seihen Sie den Tee durch ein Sieb ab.

1. DIE BRENNNESSEL – MEINE WICHTIGSTE HEILPFLANZE

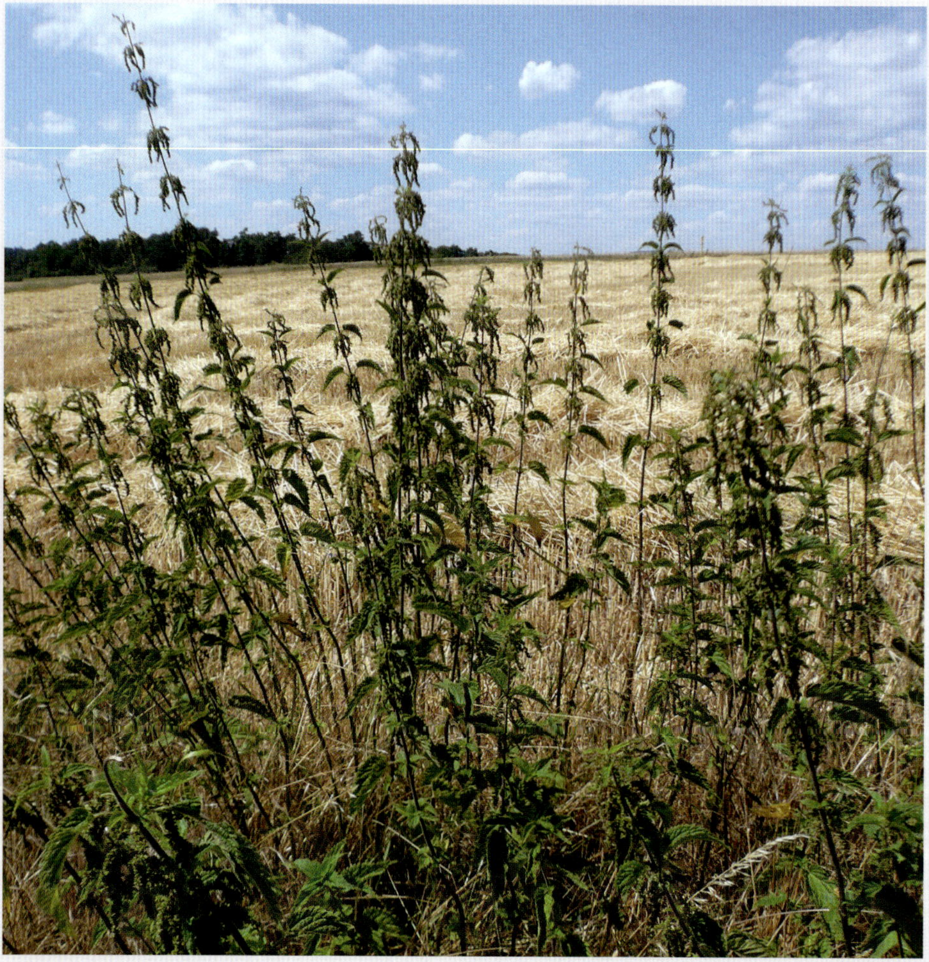

Die Große Brennnessel (Urtica dioica) folgt uns überall hin, sie wächst in unserer nächsten Umgebung. Deswegen wird sie auch oft als eine Pflanze, „die mit dem Menschen tanzt", bezeichnet. In meinem Garten halte ich die Brennnessel in hohen Ehren. Die meisten Menschen verbannen sie allerdings als „lästiges Unkraut" aus ihrem Garten. Aber der Schein trügt! Ich denke oft – selbst wenn Gott nur eine einzige Pflanze geschaffen hätte, aber es wäre die Brennnessel, so würde es schon genügen. Ihr therapeutischer Wert für Gesundheit und Wohlbefinden ist unschätzbar. Der „Kräuterpfarrer" Sebastian Kneipp befand:

„Die Brennnessel hat in der Tat für Kenner den größten Wert."

Ein wehrhaftes Allround-Talent

Im Volksmund wird die Brennnessel auch mit Namen wie Donnernessel, Gänsefutter, Futternessel, Brandnessel, Hautjucker oder Pickmadam bezeichnet. Manche dieser Bezeichnungen machen schon deutlich, dass man sich beim Sammeln der Pflanze vor den Brennhaaren in Acht nehmen muss und die Nessel entweder beherzt anfassen oder mit Handschuhen pflücken sollte.
Vor allem in früheren Zeiten wurden aus Nesselfasern Kleidungsstücke, Stricke oder Fischernetze hergestellt.

Die Brennnessel ist aber natürlich auch zum Verzehr geeignet und ein wahres Kraftmittel, Delikatesse und Heilmittel für viele Erkrankungen. Beim Verzehr müssen Sie sich wegen der Brennhaare übrigens keine Gedanken mehr machen: diese werden durch die Verarbeitung unschädlich gemacht, und auch der Genuss im Salat ist gefahrlos möglich, da das Dressing die Brennwirkung deaktiviert. Wer trotzdem Bedenken hat, die Brennnessel roh zu verzehren, kann sicherheitshalber mehrmals mit einem Nudelholz über die Blätter fahren.

Ihre Bedeutung für die Tierwelt

Sie ist die wichtigste Schmetterlingsweide für die Raupen von ungefähr 50 Schmetterlingsarten.

In der Tierheilkunde wurde sie schon immer als Futter für Hühner und Enten benutzt. Hunde bekommen glänzendes Fell und es wirkt vorbeugend gegen Rheuma, wenn sie Brennnessel getrocknet oder frisch ins Futter bekommen. Die Wildpflanze ist ein gutes Stärkungsmittel für Tiere.

Im Gartenbau

Unter Obstgehölzen gepflanzt, vermehrt die Brennnessel den Ertrag.
Zwischen Kohl gepflanzt, schützt sie vor Raupen. Äpfel, Kartoffeln und Gemüse lagern besser, wenn man sie auf frische Brennnessel legt oder damit abdeckt.
Grüne Tomaten reifen gut nach und halten sich länger, wenn man sie auf Brennnesseln lagert.

Als Jauche ist die Wildpflanze gut gegen Schädlinge einsetzbar und als Dünger für Starkzehrer wie Kohl und Tomaten geeignet. Den Dünger können Sie leicht selbst herstellen, indem Sie einen Eimer mit Regenwasser füllen, zehn Brennnesselstiele hineingeben und diesen zehn Tage an der Sonne stehen lassen. Danach können sie den Dünger im Verhältnis 1:10 verdünnen.

Nahrungs- und Heilmittel für den Menschen

Die Brennnessel ist ein Energiebündel. Ihre Blätter sind wahre „Energiebomben“. Die Pflanze ist reich an Vitaminen, Mineralstoffen, Kieselsäure und vor allem an Eisen!

Der Vitamin-C-Gehalt in 100 g Brennnessel beträgt immerhin 333 mg – im Eisbergsalat hingegen lediglich ca. 4 mg. Der Kalzium-Gehalt in 100 g Brennnessel beträgt 713 mg – im Eisbergsalat dagegen nur ca. 19 mg.

Das Eisen in der Brennnessel besitzt eine hohe Bioverfügbarkeit. Das heißt, unsere Zellen nehmen es besser auf als durch jede Tablette oder Infusion. Das Spurenelement Eisen bindet den Sauerstoff und bringt dadurch viel Sauerstoff in den Körper.

Das in der Brennnessel enthaltene Chlorophyll reinigt unsere Organe, versorgt sie mit wichtigen Nährstoffen und sorgt für eine gute Darmflora. Interessanterweise sind der grüne Pflanzenfarbstoff Chlorophyll und unser roter Blutfarbstoff Hämoglobin einander im Aufbau der molekularen Struktur sehr ähnlich. Das sollte nicht verwundern, denn wir kommen ja aus der Hand desselben Schöpfers! Die Heilanwendungen der Brennnessel sind vielfältig.

Diese Wildpflanze strotzt vor pflanzlichem Grün und enthält, wenn man so will, gespeicherte Sonnenkraft.

Außerdem entgiftet und entschlackt sie den Körper nachhaltig. Sebastian Kneipp drückte es einst so aus:

„Die Brennnessel räumt mit faulen Säften im Inneren gründlich auf."

Die Tatsache, dass die Brennnessel oft auf Mist- und Komposthaufen wächst, könnte ein Symbol für diese Eigenschaft sein, dass sie sozusagen jeden „Mist", also Schlacken aus unserem Körper abtransportiert.

Sie ist unsere stärkste Rheumapflanze. Als Tee getrunken, ist sie ideal für Blutreinigungskuren im Frühling und im Herbst. Eine Brennnesselteekur kann ein bis zwei Wochen dauern und Sie können täglich einen Liter Tee trinken.
Die Brennnessel stärkt und kräftigt und kann in Suppen, in Smoothies oder auch als Brennnesselwasser Verwendung finden.

Nicht nur zur innerlichen, auch zur äußerlichen Anwendung ist die Brennnessel geeignet: Zur Kräftigung der Haare koche ich einen starken Brennnesseltee, lasse ihn abkühlen und massiere ihn in Kopfhaut und Haare ein. Die Haare werden danach nicht ausgewaschen.

Bei *Eisenmangel* hilft es, 4-6 Wochen lang einen Liter Brennnesseltee am Tag zu trinken. Auch bei allen *rheumatischen Erkrankungen* ist es empfehlenswert, die Brennnessel als Tee zu trinken, denn sie sorgt für ein basisches Milieu und wirkt der Übersäuerung entgegen.

Sie hilft überdies bei *Blasen- und Nierenerkrankungen*.

Durch ihre große Reinigungskraft trägt sie zur Linderung von *Hauterkrankungen wie z.B. Neurodermitis* bei.

Brennnessel wirkt darüber hinaus antiallergen bei *Asthma und Heuschnupfen.*

Die Brennnessel als Geschenk und Lehrmeisterin

Wie Sie an all den positiven Eigenschaften und Wirkungsweisen sehen, ist die Brennnessel ein großes Gesundheitsgeschenk Gottes an uns.

Als wir Menschen den Garten Eden verlassen mussten, bedeckten Dornen und Disteln unseren neuen Lebensraum und wir sollten fortan das Kraut auf dem Feld essen. Das machte das Leben deutlich schwerer und war eine der Strafen für den Sündenfall. Doch was hat Gott in seiner Güte getan? Im ungeliebten Unkraut schenkte er uns einige der besten Heilpflanzen für unsere Gesundheit.

So etwas kann nur Gott tun – aus „Unkraut" Heilmittel machen! Ich stelle mir vor, wie Gott damals schmunzelnd hinter den Büschen stand und dachte: „Na, wie lange werden meine geliebten Menschen brauchen, bis sie mein Geschenk der Brennnessel als Schatz für ihre Gesundheit entdecken?"

Mir ist die Brennnessel übrigens im Laufe der Jahre zu einer Lehrmeisterin für so manchen Vorgang in meiner Lebensgeschichte geworden. Auch in meinem Leben brennt und sticht es manchmal. Ich leide und kann absolut nichts Gutes in dem erkennen, was mir widerfährt. Doch manchmal entdecke ich nach Jahren die heilsame Wirkung von manchem Schweren, das ich erleben musste.

So hat Gott in manchen Pflanzen auch eine Botschaft für unser Leben verborgen. In Achtsamkeit und Respekt möchte ich die guten Gaben Gottes für mich schätzen lernen.

Wie ich die Brennnessel verwerte

Im Sommer (August bis Oktober) sammle ich die Brennnesselsamen, die rispenartig an den Brennnesseln herabhängen. Nach dem Trocknungsprozess lösen sich die Samen von selbst von den Samensträngen, sodass sich diese leicht entfernen lassen. Gemahlen in Suppen und Salaten verwendet, sind Brennnesselsamen ein gutes Stärkungsmittel bei allgemeiner Müdigkeit – und auch für das Haar. Sie schmecken leicht nussig und sind echte Vitalbooster voller Mineralien, Vitamine und vor allem Eiweiß.

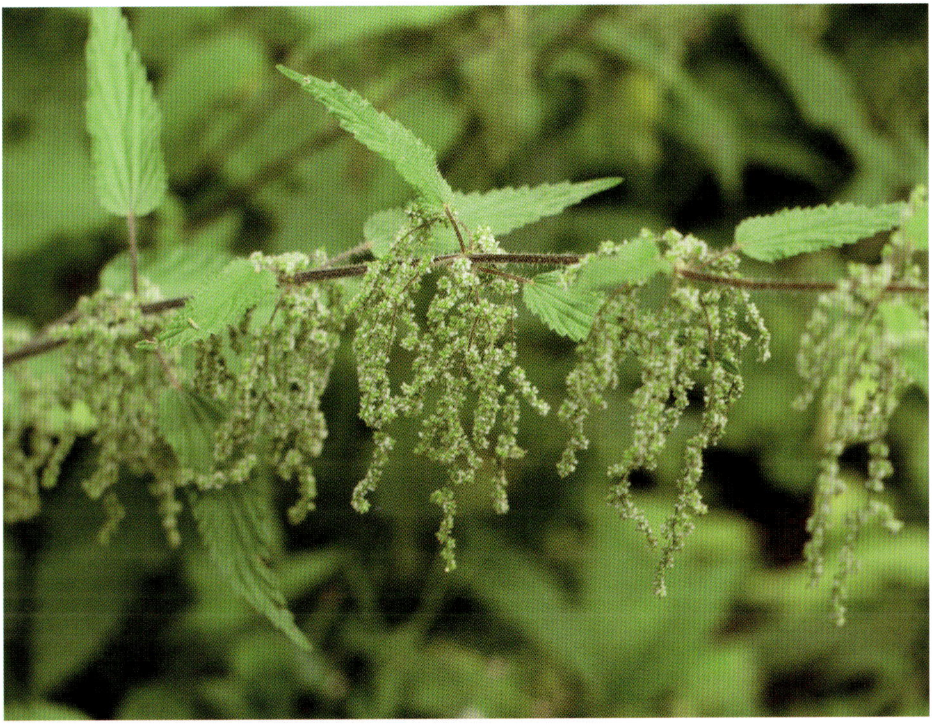

BRENNNESSELWASSER

Geben Sie 3 Brennnesselstängel in eine große Wasserkaraffe und ein paar Gänseblümchen o.ä. dazu, dann füllen Sie die Karaffe mit Wasser auf. Nach 1 - 2 Stunden entwickelt sich ein angenehmer Geschmack. Wer mag, kann auch noch 2 Scheiben Zitrone dazugeben. Entfernen Sie am Abend die Brennnesseln, sonst wird aus der Mischung „Jauche“.

BRENNNESSELSUPPE

Zerkleinern Sie 1 große Zwiebel und 2 Knoblauchzehen und braten Sie sie in etwas Öl an. Dann geben Sie 2 Hände voll zerkleinerter Brennnessel, 500 ml Wasser, Kräutersalz, 2 kleingeschnittene Kartoffeln oder Möhren dazu, kochen Sie das Ganze ½ Stunde lang und runden Sie die Suppe am Ende mit einem Schuss Sahne ab.

BRENNNESSELSALZ

Zermahlen Sie 3 Hände voll getrockneter Brennnessel fein und vermengen Sie diese mit 300 g Meersalz – sehr lecker!

SMOOTHIE

Mixen Sie 2 Hände voll Brennnesseln mit 1 Banane, 100 g Apfelsaft, dem Saft von 1 Zitrone und 200 g Wasser fein. Diesen Smoothie können Sie variieren, indem Sie andere Heilpflanzen wie z.B. Giersch und andere Säfte verwenden.

ENTSCHLACKUNGSTEE

Dazu benötigen wir: 10 g Löwenzahnblätter, 10 g Brennnesselblätter, 10 g Birkenblätter, 5 g Pfefferminzblätter, 5 g Ringelblumenblüten.

Trocknen Sie die einzelnen Blätter auf einem Blech, bis sie rascheln und stellen Sie sie anschließend an einen dunklen Ort.

Übergießen Sie 1 Teelöffel der angegebenen Mischung mit einer Tasse kochendem Wasser, lassen Sie das Ganze 5 - 10 Minuten ziehen und seihen Sie den Tee durch ein Sieb ab. Beginnen Sie nach und nach mit der Entschlackungskur, indem Sie 3 Tage lang 1 Tasse, 3 Tage lang 2 Tassen und dann 3 Tassen pro Tag zu sich nehmen. Nach ungefähr 4 – 6 Wochen können Sie die Teekur beenden. Vergessen Sie nicht, zusätzlich zum Entschlackungstee den normalen Tagesbedarf an Wasser zu trinken.

BRENNNESSELHAARSPÜLUNG

Lösen Sie 1 Teelöffel Bienenhonig in Brennnesseltee auf. Spülen Sie Ihr Haar nach der Wäsche mit diesem Haarfestiger oder reiben Sie es kräftig damit ein. Keine

Angst, der Honig verklebt die Haare nicht. Brennnesseln verhelfen durch die wertvollen Mineralstoffe zu gesunder Kopfhaut und kräftigem Haar.

HAARWUCHSMITTEL

Schneiden Sie 200 g frische Brennnessel und lassen Sie diese in 1 Liter Wasser eine halbe Stunde köcheln. Massieren Sie die abgesiebte Flüssigkeit in die Kopfhaut großzügig ein. Die Wirkung hält ca. eine Woche an und der Vorgang kann beliebig wiederholt werden.

BRENNNESSELKUR

Trinken Sie 2 Wochen lang 1 Liter Brennnesselwasser (2 Brennnesseln in gutem Leitungswasser mindestens 1 Stunde ziehen lassen) über den Tag verteilt. Dann führen Sie die Kur mit 1 Tasse Brennnesseltee pro Tag 1 Woche lang weiter, in der 2. Woche trinken Sie 2 Tassen täglich. Steigern Sie die Menge so lange, wie es Ihnen guttut. Nach ca. 4 – 6 Wochen können Sie die Kur beenden.

2. DIE SCHAFGARBE

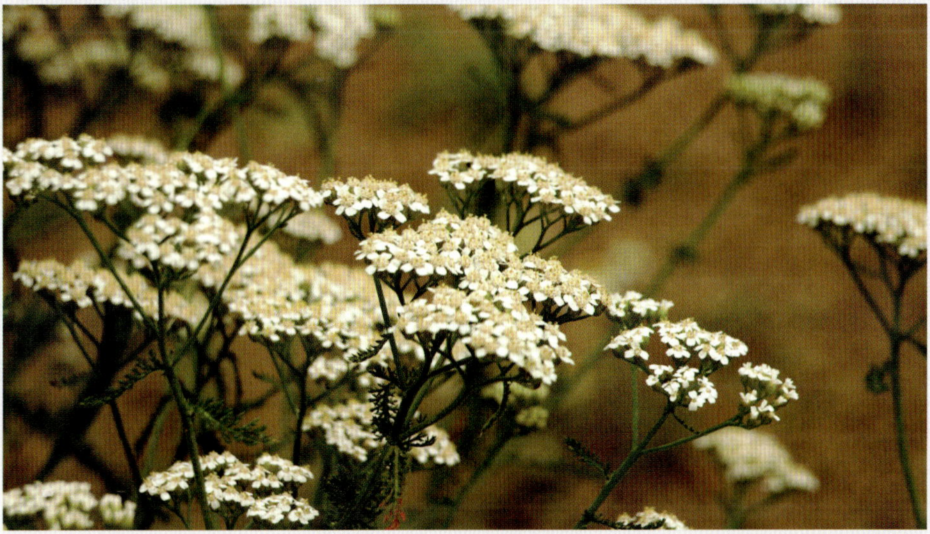

Schafgarbe (Achillea millefolium) hat viele Namen, zum Beispiel: Gesundmacher, Blutstillkraut, Frauenkraut, Augenbraue der Venus, Gotteshand.

Sie ist reich an ätherischen Ölen, wirkt desinfizierend, reinigend und beruhigend.

Außerdem wirken die in ihr enthaltenen Gerbstoffe stark blutstillend und zusammenziehend, d.h., die Wundheilung fördernd. Sie ist voll von Bitterstoffen, die verdauungsfördernd sind, entgiften und reinigen. Durch ihre Phytohormone zählt die Schafgarbe zu den ausgleichenden, harmonisierenden und regulierenden Hormonpflanzen. Sie beinhaltet viele Spurenelemente, Mineralstoffe und ist ein guter Eisenspender und Kaliumlieferant. Somit haben wir mit der Schafgarbe ein ausgezeichnetes pflanzliches Frauenheilkraut! Der Kräuterpfarrer Sebastian Kneipp hielt große Stücke auf die Schafgarbe:

„Schafgarbe im Leib tut wohl jedem Weib!“

Den Sommer über sind die Wiesen voll erntereifer Schafgarben. In Bündeln zusammengebunden, über Kopf getrocknet und anschließend in dunklen Gläsern aufbewahrt, haben wir einen guten Jahresvorrat für Tee.

Die Schafgarbe kommt zur Anwendung bei starker Menstruation, bei Krämpfen, in den Wechseljahren, zur Blutbildung bei Eisenmangel und zur Kräftigung.

Wie ich die Scharfgarbe verwerte

SCHAFGARBENTEE

Übergießen Sie 1 Teelöffel Dolden und grünes Kraut (kleingeschnitten) mit 1 Tasse kochendem Wasser und lassen Sie den Tee 7 Minuten ziehen, bevor Sie ihn abgießen. Sie können auch eine zwei- bis dreiwöchige Teekur machen.

SITZBAD

Überbrühen Sie 2 Handvoll Schafgarbe mit 1 Liter Wasser und lassen Sie den Aufguss ca. 10 Minuten oder länger ziehen. Seihen Sie die Pflanzenteile ab und fügen Sie den Sud Ihrem Sitzbad oder Ihrem Badewasser zu.

AUFLAGEN ODER UMSCHLÄGE

Stellen Sie den Tee her, dann tränken Sie ein Tuch in der Flüssigkeit, wringen es aus und legen es auf die schmerzende Stelle. Breiten Sie ein Wolltuch darüber und lassen Sie die Auflage liegen, solange es angenehm ist.

SCHAFGARBENWASSER

Die frischen Dolden und Blätter der Schafgarbe eignen sich auch gut in der Wasserkaraffe als Mineralstoffspender oder im Powertrunk (siehe Rezeptteil).

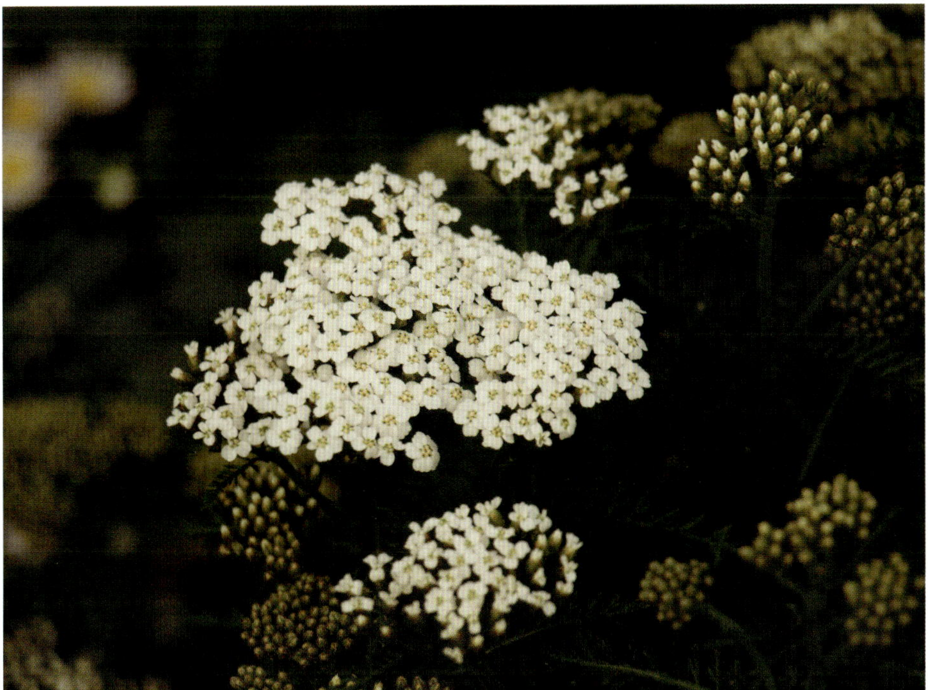

SCHAFGARBENÖL

Füllen Sie frische Schafgarbenblüten in ein Einmachglas, übergießen Sie diese mit gutem Öl, z.B. Olivenöl, und lassen Sie die Mischung zugeschraubt 6 Wochen an einem sonnigen Fenster stehen. Dann gießen Sie das Öl ab. Es wirkt sehr heilsam bei Hämorriden, schlecht heilenden Wunden und trockenen Lippen.

SCHAFGARBENSALBE

Bedecken Sie eine Handvoll zerkleinerte Schafgarbenblüten im Topf mit 100 ml gutem Olivenöl. Erwärmen Sie alles kurz auf dem Herd und lassen Sie es über Nacht ziehen. Am nächsten Tag erwärmen Sie alles noch einmal kurz, seihen das Öl ab und geben 10 – 20 g Bienenwachs (beim Imker erhältlich) dazu. Nun erwärmen Sie die Öl-Wachsmischung, bis das Wachs sich aufgelöst hat. Füllen Sie die so entstandene Salbe noch flüssig in Töpfchen bzw. Salbendöschen. Die Salbe ist ein Jahr haltbar.

3. DAS GÄNSEBLÜMCHEN

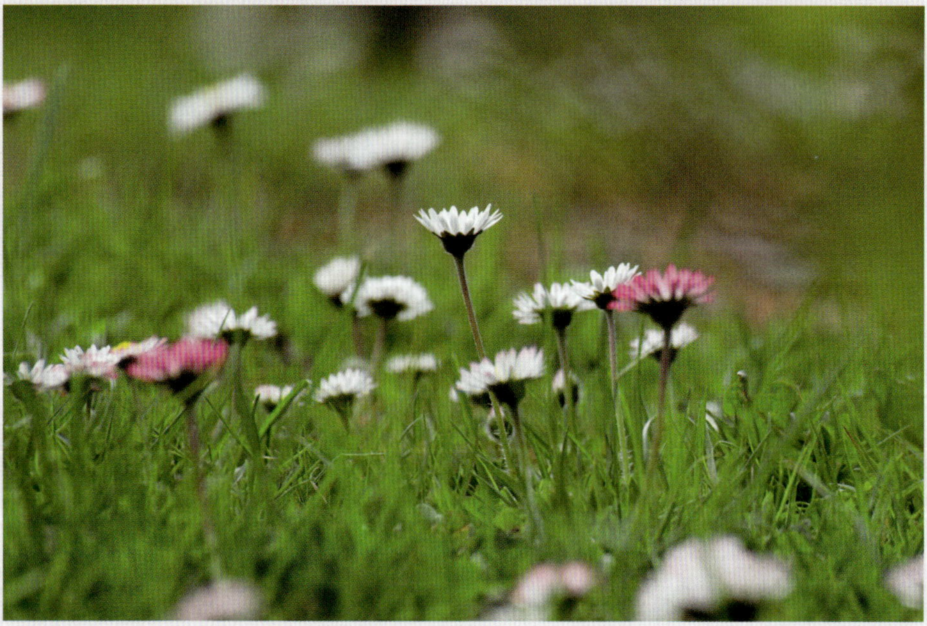

Das Gänseblümchen (Bellis perennis) wird im Volksmund auch Maßliebchen, Marienblümchen, Augenblümchen oder Tausendschön genannt.

Wenn Sie mal eine kleine Pause brauchen, dann setzen Sie sich doch auf ein Stück Rasen oder eine Wiese und freuen Sie sich an den kleinen, weißen, freundlichen Gesichtern darin – den Gänseblümchen.

Mit ihnen lässt sich, frisch gepflückt, wunderbar der Salatteller dekorieren (natürlich nicht nur als Deko, sondern mitzuessen), von dem aus sie uns dann anlachen.

So können wir achtsam und staunend die kleinen und großen Wunder des Frühjahrs und Sommers genießen, die der Schöpfer uns zu Füßen legt. Jeden Tag sollten wir uns eine kleine „Gänseblümchenpause“ gönnen und ganz einfach Gewohnheiten entwickeln, die uns im Alltag entschleunigen – so wie es für unsere Vorfahren selbstverständlich war.

Die im Gänseblümchen enthaltenen Seifenstoffe (Saponine) reinigen die Haut. Im Tee getrunken, helfen sie gegen Akne, Neurodermitis und andere Hautprobleme, aber auch bei Entzündungen der Schleimhäute, des Nasen- und Rachenraumes und bei Reizungen der Schleimhaut des Magens.

Bei Bläschen im Mund kann man einfach eine frische Blüte zerkauen.

Gänseblümchen können von März bis in den November hinein gesammelt und auf einem Tuch ausgebreitet getrocknet werden.

Ein englisches Sprichwort sagt:

„Der Frühling ist da, wenn dein Fuß auf sieben Gänseblümchen treten kann.“

Wie ich das Gänseblümchen verwerte

GÄNSEBLÜMCHENTEE

Übergießen Sie 1 Teelöffel frische oder getrocknete Gänseblümchenblüten mit einer Tasse kochendem Wasser. Lassen Sie den Tee 7 Minuten ziehen und gießen Sie ihn ab.

Für eine Teekur trinken Sie 4 - 6 Wochen lang täglich 3 Tassen. Gänseblümchentee eignet sich auch gut zur äußerlichen Anwendung, z.B. als Waschung für Kinder mit Hauterkrankungen wie Neurodermitis.

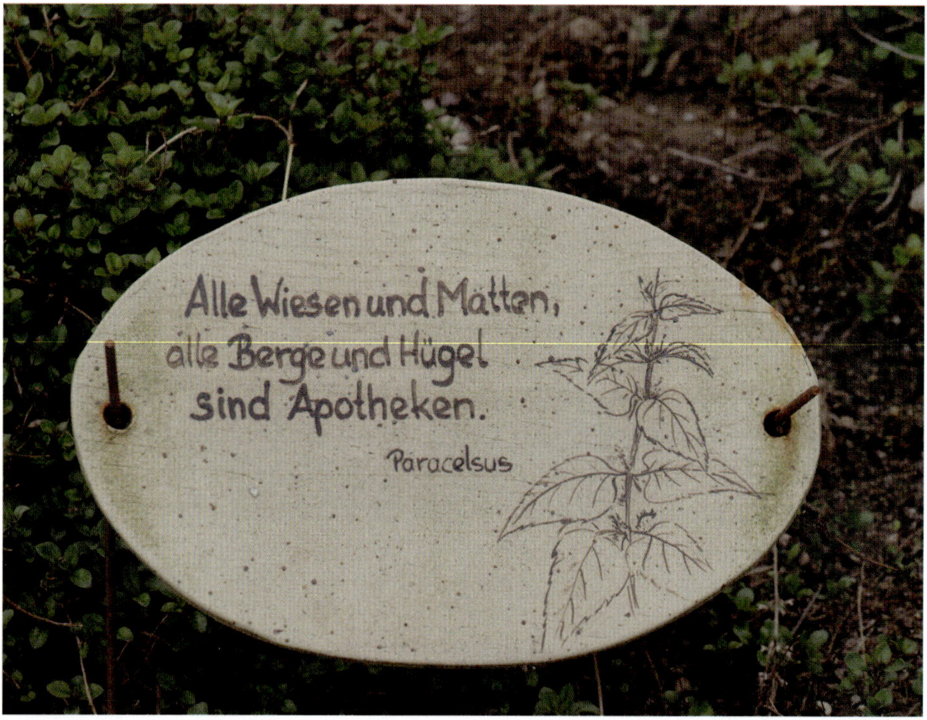
Alle Wiesen und Matten,
alle Berge und Hügel
sind Apotheken.
Paracelsus

GÄNSEBLÜMCHEN AKNE-TINKTUR

Geben Sie eine Handvoll Gänseblümchenköpfchen in ein Einmachglas. Dann übergießen Sie die Blüten mit Doppelkorn (38 %). Lassen Sie die Mischung im zugeschraubten Glas 6 Wochen am Fenster stehen und filtern Sie sie danach ab. Füllen Sie die Tinktur in eine dunkle Glasflasche um. Diese Tinktur wirkt gut bei Mitessern, Akne und unreiner Haut.

4. DIE GUNDELREBE

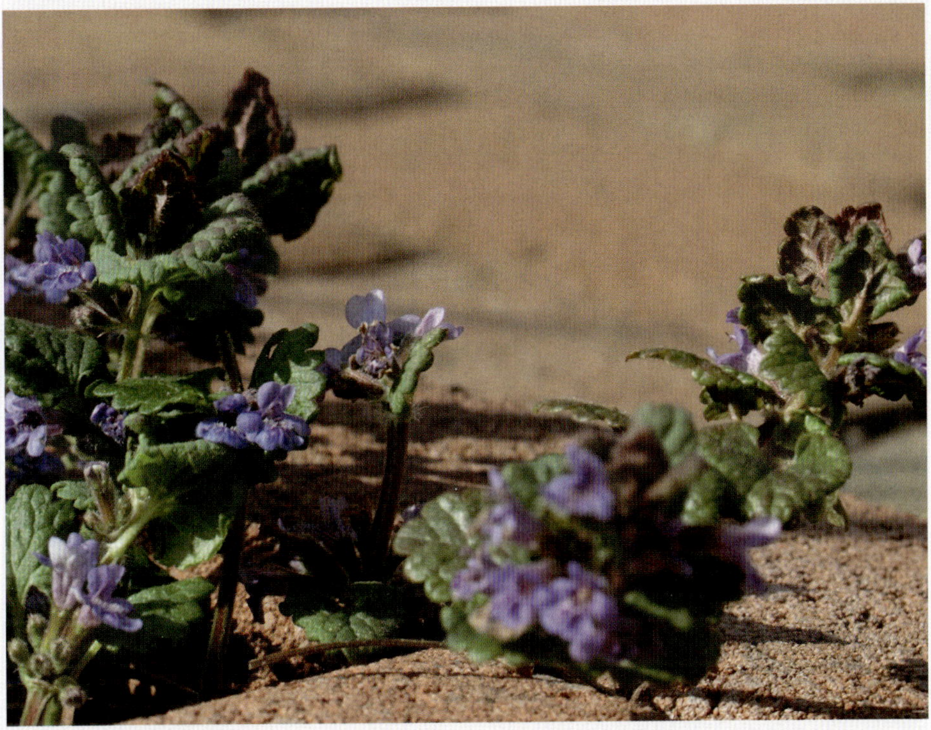

Die Gundelrebe oder der Gundermann (Glechoma hederacea) wird auch Erdefeu oder Engelskraut genannt.

Die Gundelrebe ringelt sich mit ihren blauen Blüten fröhlich durch unseren Garten.

Unsere Vorfahren benutzten die Gundelrebe als wichtige Heilpflanze. Die Benediktinerin und Universalgelehrte Hildegard von Bingen (1098 - 1179) war überzeugt:

„Die Gundelrebe (...) hat gewisse Kräfte der Farbstoffe, weil ihr Grün nützlich ist, so dass ein Mensch, der matt ist und dem die Vernunft entschwindet, mit erwärmten Wasser baden und Gundelrebe in Mus oder in Suppen kochen soll ..."

Schlecht heilende und eiternde Wunden wurden mit Gundermann-Öl behandelt. Die Gerbstoffe in der Gundelrebe helfen dabei, Schwermetalle im Körper zu binden. Sie hat einen kräftigen Eigengeschmack, daher ist sie wohl dosiert auch gut als Würzkraut in Salaten zu verwenden.

Gundelrebe sollte frisch gegessen oder als Tee getrunken werden. Als Mittel zum Gurgeln hilft sie bei Halsschmerzen und Heiserkeit.

Wie ich die Gundelrebe verwerte

Die Gundelrebe verwende ich frisch in Dressings, Salaten und zum Würzen in der Suppe, aber auch im Joghurt oder als Honig.

GUNDELREBENJOGHURT

Süßen Sie 500 g Naturjoghurt mit Honig und geben Sie etwas Sahne und Zitronensaft dazu. Zerkleinern Sie nach Belieben Gundelrebenblätter und Pfefferminzblättchen und rühren Sie diese unter. Wenn Sie möchten, können Sie den Joghurt mit Schokoladenflocken verfeinern.

GUNDELREBENHONIG

Zerkleinern Sie eine Handvoll Gundelrebenblätter und -blüten und überdecken Sie diese in einem Einmachglas mit flüssigem Honig. Verschließen Sie das Glas und lassen Sie es zwei Wochen lang stehen. Drehen Sie das Glas mehrmals in der Woche um. Nach Ablauf der zwei Wochen können Sie den Honig durch ein Sieb abgießen. Nun hat er genug Wirkstoffe der Gundelrebe aufgenommen. So können Sie im Winter bei Erkältungen und Halsentzündungen einen Löffel davon in Ihren Tee rühren.

5. DER GIERSCH

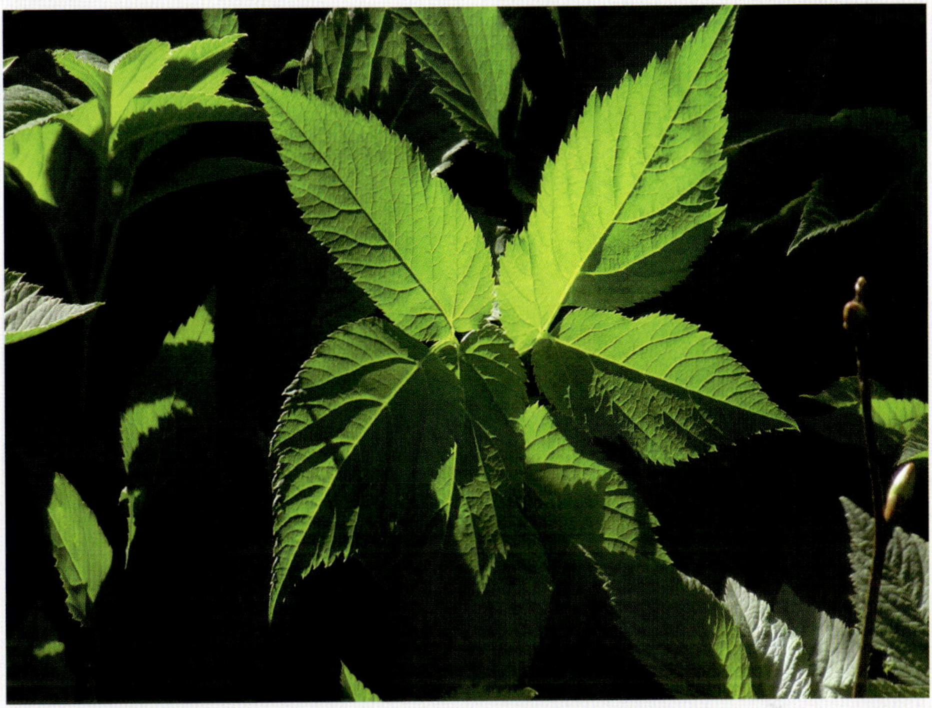

Giersch (Aegopodium podagraria), auch Geißfuß, Dreiblatt oder Heckensalat genannt und fälschlicherweise als „Gartenschreck" bezeichnet, gehört zu den unermüdlich und freudig wachsenden Wildkräutern. Schon im zeitigen Frühjahr streckt er seine zarten Triebe hervor und wächst ausdauernd das ganze Jahr über.

Den Giersch können wir wegen seiner weit verzweigten Wurzeln nur sehr schlecht aus dem Garten entfernen – wie gut! Essen wir unsere wilden „Unkräuter" doch einfach auf!

Giersch ist unser „Gichtkraut". Durch viele tierische Eiweißprodukte steigt der Harnsäurespiegel im Blut und es kann zu Gichtschmerzen und -knoten kommen. Darum ist es hilfreich, viel Giersch in unser tägliches Essen zu integrieren und Giersch auf schmerzenden Stellen aufzulegen.

Als getrockneter Tee ist Giersch wertvoll und auch im Spinat, in Suppen, Salaten und Smoothies ist er gut einzusetzen. Da Giersch im Geschmack an Petersilie erinnert, gilt: Wenn der Koch keine Petersilie hat, nimmt er eben Giersch!

Wenn wir Giersch regelmäßig ernten, haben wir lange einen echten Vitamin-C-Spender zur Hand. In ihm finden sich sehr viele Mineralstoffe, Eiweiß, Provitamin A und er enthält viermal mehr Eisen als Spinat.

Wie ich Giersch verwende

Ich verwende Giersch meistens frisch und reichlich in Salat, Suppen, Smoothies, Dressings u.v.m. Da er wenig Bitterstoffe enthält, kann er großzügig verwendet werden.

GIERSCHLIMONADE

Geben Sie 2 Handvoll Gierschblätter, 2 Stängel Gundelrebe, 1 Stängel Brennnessel und 1 Stängel Pfefferminze in einen großen Krug mit 1 Liter Leitungswasser. Dann geben Sie 500 ml Apfelsaft und den Saft einer Zitrone dazu. Stellen Sie den Krug 2 Stunden kalt und genießen Sie dann die leckere Limonade.

WILDKRÄUTERQUARK

Für einen wohlschmeckenden Wildkräuterquark mit Giersch benötigen Sie zunächst 6 Radieschen, 1 Frühlingszwiebel, ½ Gurke, 1 Knoblauchzehe, 2 Handvoll Giersch und 2 Ranken Gundelrebe. Zerkleinern und pürieren Sie die Zutaten und vermischen Sie diese mit dem Saft einer Zitrone, 250 g Quark und etwas Sahne. Dekorieren Sie den Quark mit ein paar essbaren Blüten.

6. LÖWENZAHN

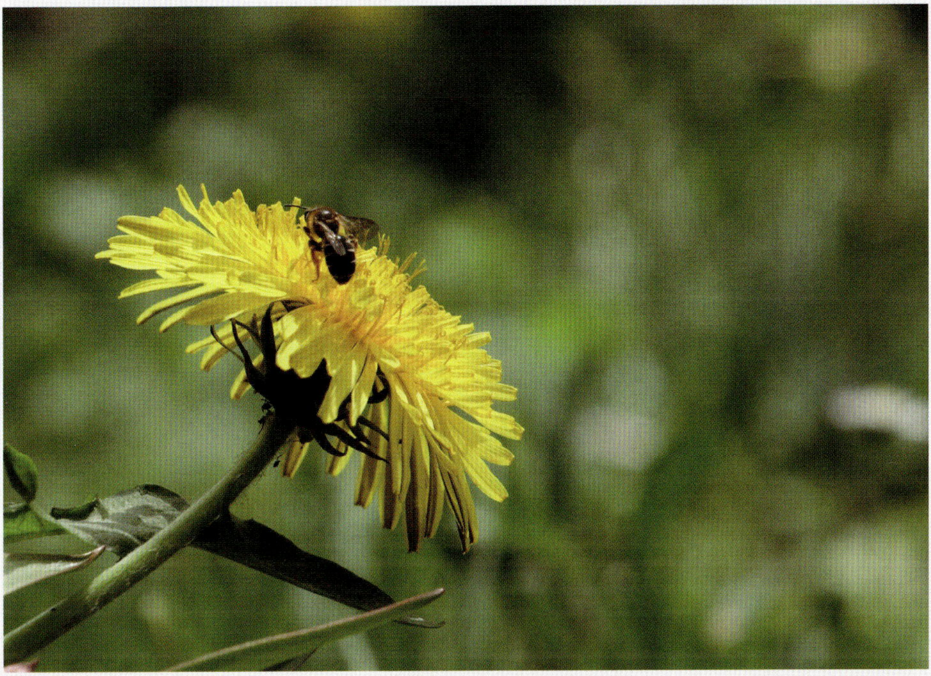

Der Löwenzahn (Taraxacum officinale) hat im Volksmund unzählig viele Namen, darunter Butterblume, Sonnenwirbel, Mönchsplatte, Kuhblume oder Pusteblume.

Die bedeutendsten Wirkstoffe des Löwenzahns sind seltene Bitterstoffe. Sie regen die Sekretbildung der Verdauungsdrüsen wie der Speicheldrüse, der Magenschleimhaut, der Leber und der Galle an. Das ist besonders für die Phase der Rekonvaleszenz nach einer Krankheit hilfreich. Die Bitterstoffe helfen auch bei der Bekämpfung schädlicher Darmkeime und beim Wiederaufbau einer gesunden Darmflora. Durch seine Inhaltsstoffe wirkt der Löwenzahn harntreibend und nierendurchspülend, führt dem Körper aber gleichzeitig wichtige Mineralstoffe wie z.B. Kalzium und Kalium zu.

Wie ich den Löwenzahn verwende

MAGENBITTER

Füllen Sie ein Einmachglas zur Hälfte mit frischen Löwenzahnblüten und gießen Sie das Glas mit Doppelkorn (38 %) auf. Lassen Sie die Mischung im verschraubten Glas 3 Wochen am Küchenfenster ziehen und filtern Sie sie dann ab. Bewahren Sie den so entstandenen Magenbitter an einem lichtgeschützten Ort auf. Trinken Sie zur Förderung der Verdauung nach dem Essen ein Likörglas oder nehmen Sie einen Teelöffel davon mit einem Glas Wasser ein. Zusätzlich zu den Löwenzahnblüten können noch Schafgarbenblätter und Beifußblätter dazugegeben werden (verwenden Sie Beifuß wegen seiner wehenanregenden Wirkung nicht in der Schwangerschaft).

LÖWENZAHNTEE

Übergießen Sie 1 EL getrocknete oder eine Handvoll frische Blätter und Blüten mit heißem Wasser und lassen Sie den Tee 7 Minuten ziehen.

7. SPITZWEGERICH

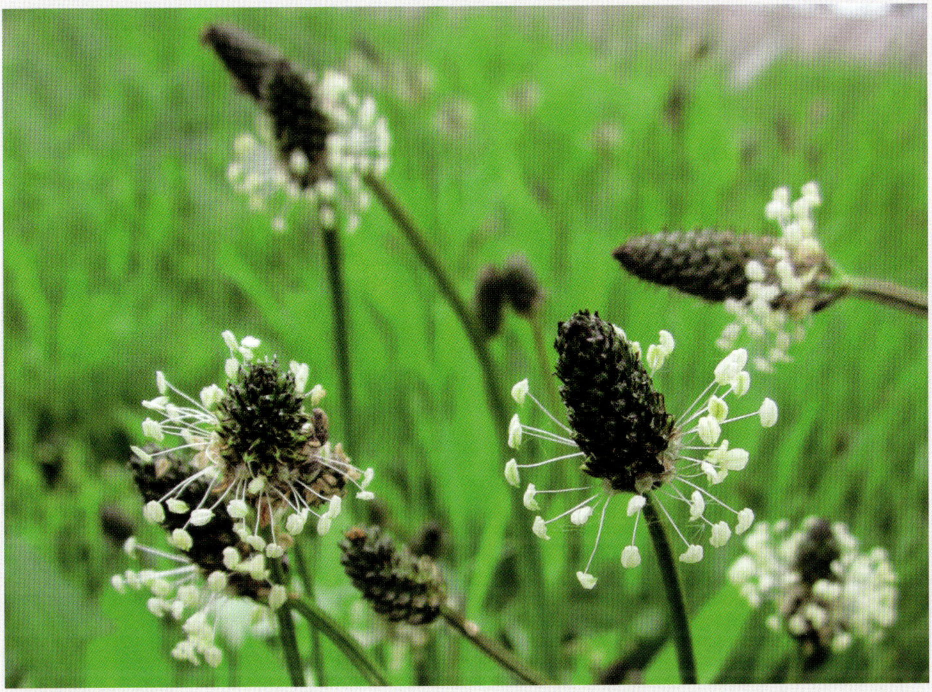

Der Spitzwegerich (Plantago lanceolata) wird auch Lungenblattl, Schafzunge oder Rossrippe genannt. In „Wegerich" steckt noch die alte Bedeutung „Herrscher des Weges", denn die Wildpflanze wächst oft entlang der Wegränder.

Der Spitzwegerich ist unsere große Lungen-und Erkältungspflanze und fördert die Selbstheilungskräfte. Er ist reizmildernd, schleimlösend, entzündungs- und hustenhemmend. Wir können ihn bei Erkältung, Asthma sowie Lungen- und Bronchialleiden anwenden, möglichst frisch als Tee oder als Tinktur.

„Die gedörrten Blätter vom Spitzwegerich geben eine prächtige Teepflanze ab gegen innere Verschleimung.“ (Sebastian Kneipp)

Die Samen des Spitzwegerichs sind die heimische Alternative zu indischen Flohsamen-Produkten. Streifen Sie die braunen, reifen Samen einfach vom Blütenstängel ab und trocknen Sie sie auf Pergamentpapier. Die Samen können bei Verstopfung und Verdauungsstörungen helfen, weil sie viele wasserlösliche Ballaststoffe enthalten, und z.B. ganz einfach in den Salat oder über das Essen gestreut werden. Spitzwegerich ist zudem reich an Kieselsäure und damit gut für die Gelenke und bei Hautproblemen.

Der Spitzwegerich, der oft als „Wiesenpflaster“ bezeichnet wird, ist ein pflanzliches Antibiotikum. Bei Bienenstichen und kleinen Verletzungen können Sie Wegerich-Blättchen um den Finger wickeln oder auf die Verletzung legen. Das hemmt den Schmerz, ist juckreizstillend und nimmt die Schwellung, außerdem zieht es die Wunde zusammen.

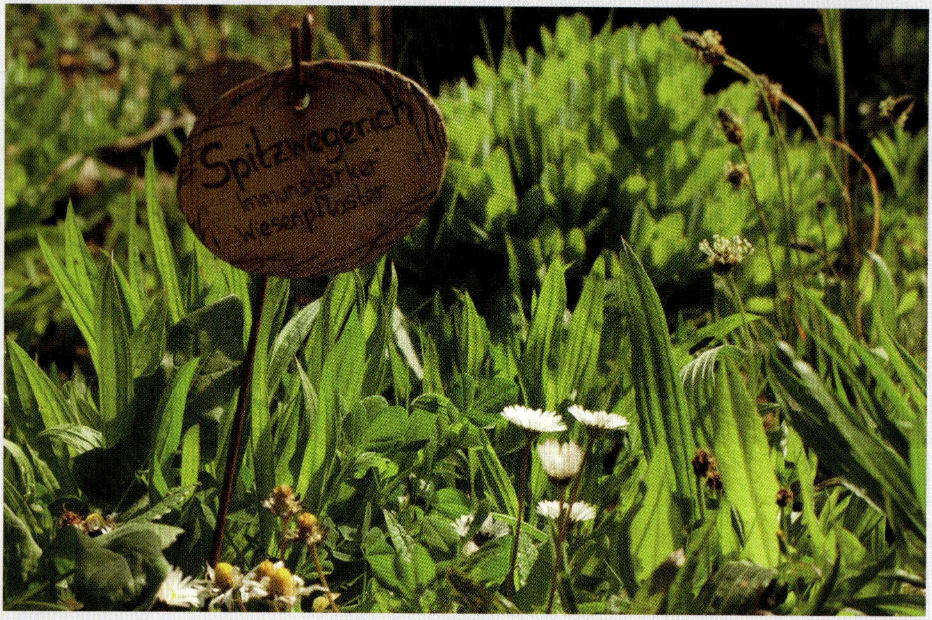

„Wie mit Goldfäden näht der Wegerichsaft den klaffenden Riss zu und wie an Gold sich nie Rost ansetzt, so flieht den Spitzwegerich jede Fäulnis und faules Fleisch.“ (Sebastian Kneipp)

Der Spitzwegerich hat noch zwei Cousins, den ebenfalls heilkräftigen Breit- und Mittelwegerich. Der Breitwegerich kann auch gut auf Wunden gelegt werden. Für Erkältungskrankheiten ist der Spitzwegerich vorzuziehen.

Wie ich den Spitzwegerich verwende

SPITZWEGERICHHONIG

Zerschneiden Sie eine Handvoll Spitzwegerich-Blätter und übergießen Sie diese in einem Einmachglas mit flüssigem Honig. Lassen Sie das Ganze zugeschraubt am Küchenfenster stehen. Gießen Sie den Honig nach zwei Wochen durch ein Sieb in ein frisches Glas. Bei Erkältungen und Halsentzündungen hilft ein Löffel im Tee. Wenn Sie wegen akuter Erkältungsbeschwerden den Spitzwegerichhonig schnell benötigen, reicht es auch aus, den Honig 2- 3 Tage ziehen zu lassen.

TINKTUR

Geben Sie eine Handvoll kleingeschnittener Spitzwegerich-Blätter in ein Einmachglas und füllen Sie es mit Doppelkorn (38 %) auf. Das Glas sollte 6 Wochen zugeschraubt am Fenster stehen und danach durch ein Sieb in ein frisches Glas umgegossen werden. Bei nahender Erkältung geben Sie 30 Tropfen der Tinktur in ein Glas Wasser. Dies ist ideal zur Anregung der Selbstheilungskräfte.

8. JOHANNISKRAUT

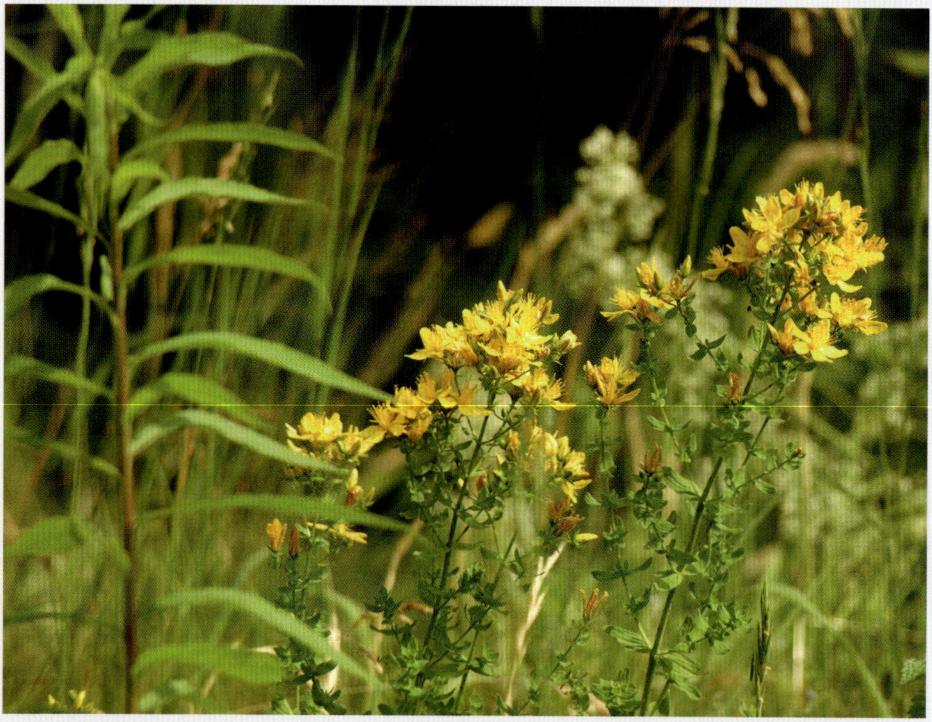

Das Johanniskraut bzw. Johanneskraut (Hypericum perforatum) wird im Volksmund auch als Johannisblut, Jesuswundenkraut oder Liebfrauengras bezeichnet.

Es blüht um den Johannistag (dem Fest der Geburt Johannes' des Täufers) herum, von dem es seinen Namen hat. Also sammle ich Kraut und Blüten meist in dieser Zeit (23. oder 24. Juni), am besten gegen Mittag und an einem sonnigen Tag, damit der Wirkstoffgehalt möglichst hoch ist.

Da das Johanniskraut zu blühen beginnt, wenn die Tage am längsten sind und die Sonne am höchsten steht, wird die Wildpflanze auch oft als eine Pflanze der Sonne, des Lichtes und der Wärme bezeichnet. Das Kraut ist ein hervorragender Stimmungsaufheller bei depressiven Verstimmungen, Überreiztheit und Angstzuständen und gibt Kraft und

Energie nach schweren Krankheiten. Es ist ein sehr vielseitiges Kraut, das Schmerzen aller Art lindern kann, so etwa Nerven- und Muskelschmerzen, akute Kreuzschmerzen und rheumatische Beschwerden. Es hilft überdies bei Verspannungen, Verstauchungen und Verrenkungen, aber auch bei Gürtelrose, Verbrennungen, Sonnenbrand, Prellungen und blauen Flecken.

Das Öl, das ich aus der Wildpflanze zubereite, gehört zu meinen wichtigsten Heilmitteln aus der Wildkräuterapotheke. Grundsätzlich kann jede Heilpflanze als Ölauszug angesetzt werden, aber mein Favorit ist das Johanniskrautöl, das bei vielen Beschwerden erstaunliche Heilerfolge erzielt. So ist es gut zur Wundrandpflege und zur Pflege von Narben. Es darf sogar auf offene Wunden gegeben werden. Schon der Arzt und Naturforscher Paracelsus (1493 bis 1541) war begeistert von der Heilkraft des Johanniskrauts:

„Es ist nicht möglich, dass eine bessere Arznei für Wunden in allen Ländern gefunden wird.“

Das warme Öl kann bei Ohrenschmerzen in die Ohren geträufelt werden. Bei Spannungskopfschmerz verreibe ich ein wenig Öl zur Entspannung auf der Stirn. Bei Magen-Darm-Infekten hilft es, einen Teelöffel Öl täglich einzunehmen.

„Das Johanniskraut ist von nicht geringer Wichtigkeit und wirkt im Inneren des Körpers, wie nach außen.“ (Sebastian Kneipp)

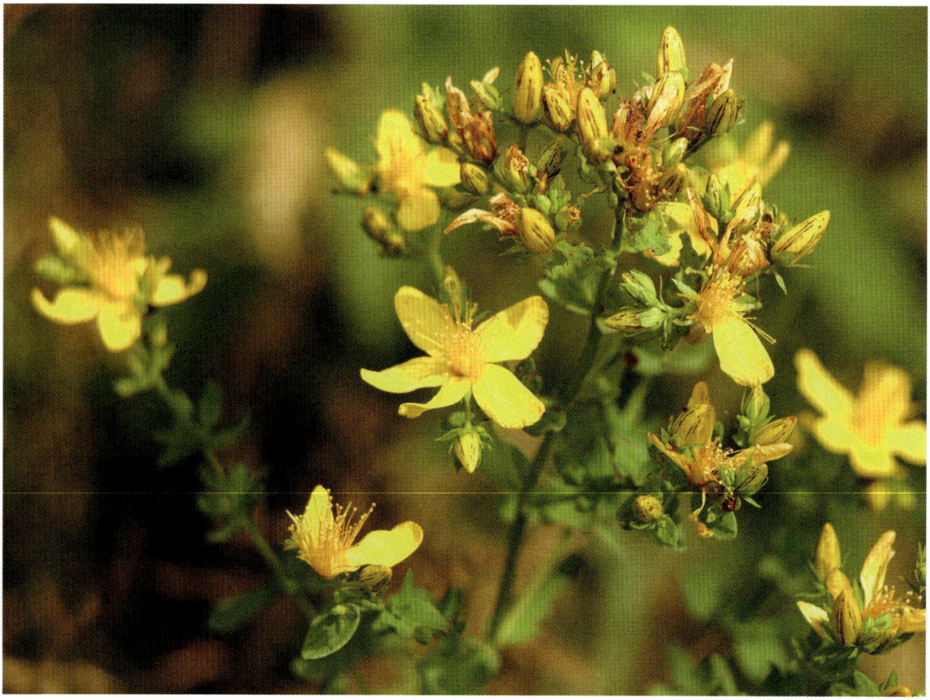

Wie ich das Johanniskraut verwende

JOHANNISKRAUTÖL

Sammeln Sie um den Johannistag herum 2 Handvoll Johanniskrautblüten und übergießen Sie diese in einem Einmachglas mit gutem Öl (z.B. Olivenöl), bis die Blüten ganz bedeckt sind. Dann stellen Sie das verschraubte Glas für 4 Wochen draußen in die Sonne und gießen das Öl anschließend ab. Das Öl färbt sich rot und wird deswegen auch Rotöl genannt. Es hält sich ein Jahr.

TEE

Gießen Sie 1 Teelöffel Johanniskraut (Blätter und Blüten) mit 1 Tasse kochendem Wasser auf und lassen Sie den Tee 5 Minuten lang ziehen.

Achtung! Wer hoch dosierte Johanniskrautkapseln einnimmt, dessen Haut wird lichtempfindlicher. Kräuterfrauen haben bei der Anwendung von Johanniskrauttee oder Johanniskrautöl diese Wirkung allerdings noch nicht entdeckt!

9. BEINWELL

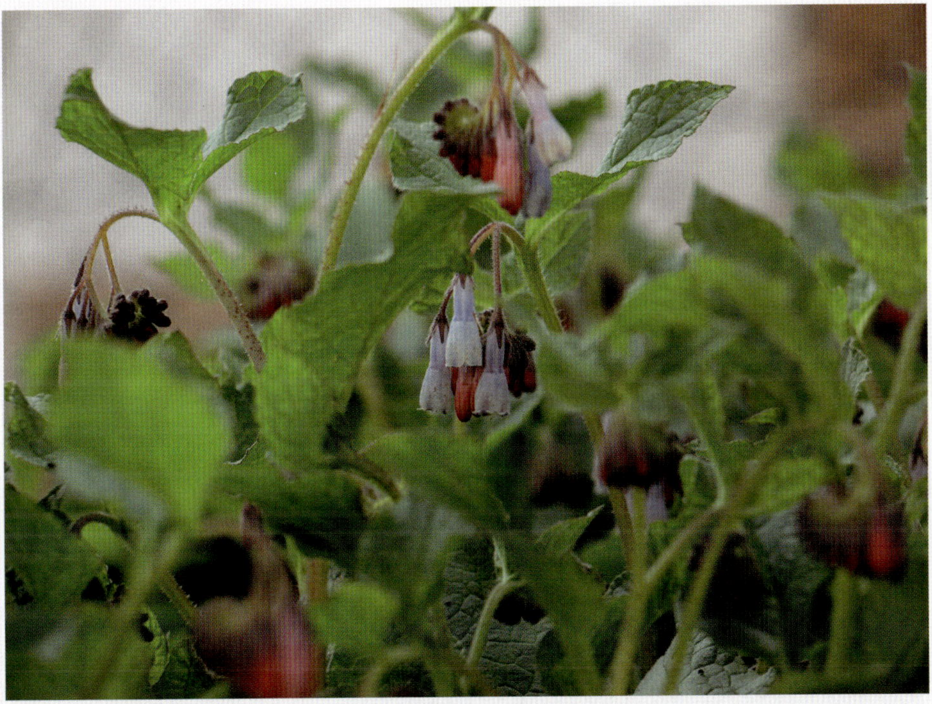

Beinwell (Symphytum officinale), auch „Wallwurz" genannt, trägt in seinem Namen schon seine Eigenschaften: Er ist die Pflanze zum Wohle der Beine, deren Knochen und Wunden er helfen soll zu „wallen" (heilen, zusammenwachsen).

Beinwell gehört zur Borretschfamilie und wächst gerne nahe am Wasser, in feuchten Wiesen und Auen. Gesammelt werden die Wurzeln und Blätter des Beinwell im Frühling und im Herbst. Die Wurzel ist schleimhaltig, die Inhaltsstoffe wirken kühlend und abschwellend.

Der Beinwell ist ein bewährtes uraltes Volksheilmittel bei schlecht heilenden Wunden, Knochenbrüchen, Zerrungen, Prellungen, Sehnenscheidenentzündung, Blutergüssen, Thrombosen, Verstauchungen, bei Arthrosen, Kniearthrosen, Schmerzen der Hüftgelenke, Rückenbeschwerden, Schleimbeutelentzündungen, Knochenhautentzündungen und Venenentzündungen. Beinwell regt die Bildung von Knochengewebe an und fördert die Wundheilung, was besonders nach Knochenbrüchen hilfreich ist.

Auch für Hildegard von Bingen war der Beinwell eine bedeutsame Heilpflanze:

„Auf die Haut aufgetragen, heilt er Geschwüre der Glieder."

Wie ich den Beinwell verwende

BLÄTTER

Die Blätter können gegen Zahnfleischschwund helfen, wenn Sie diese gut zerkauen (und danach wieder ausspucken).

BREIUMSCHLAG

Reiben Sie etwas frische Beinwellwurzel und streichen Sie diese auf ein sauberes Leinentuch, das Sie auf die Wunde oder die Verletzung legen. Das können Sie mehrmals täglich wiederholen, so wie es angenehm ist. Auf diese Weise können auch Sportverletzungen behandelt werden.

TINKTUR

Geben Sie zerkleinerte Beinwellwurzeln in ein Einmachglas und füllen Sie dieses mit Doppelkorn (38 %) auf. Stellen Sie das Glas für 4-6 Wochen ans Fenster. Schütteln Sie es zwischendurch immer wieder einmal und filtern Sie die Tinktur schließlich ab. Danach reiben Sie schmerzende Stellen damit ein.

10. WEISSDORN

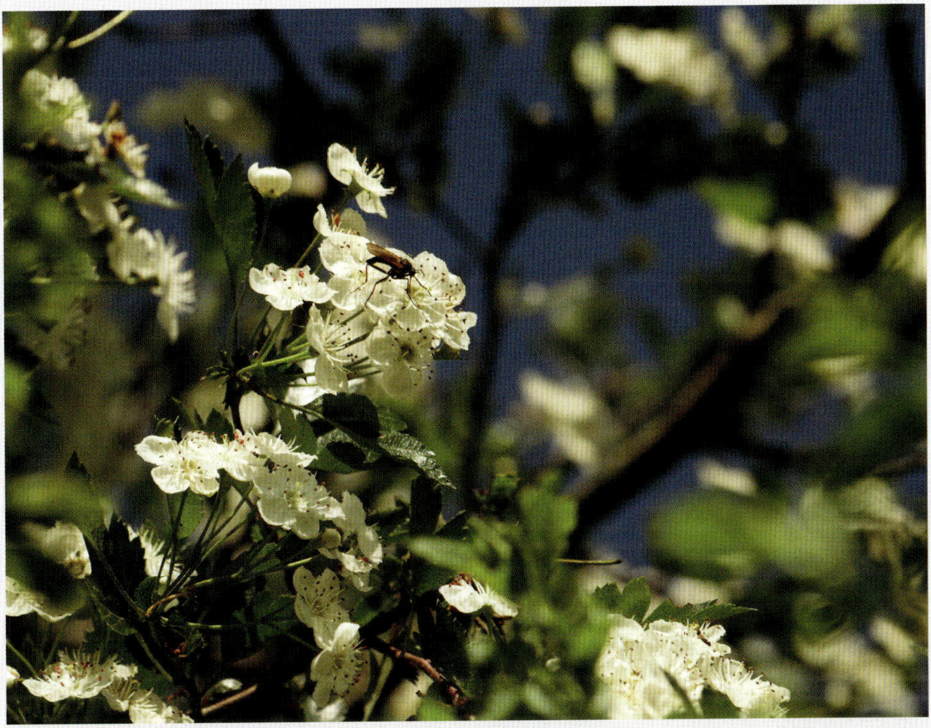

Vieles schlägt uns heute auf das Herz – wir sind ängstlich, gestresst, fühlen uns ausgebrannt. Hier kommt der Weißdorn (Crataegus monogyna), auch Hagedorn, Christdorn oder Mehlfässchen genannt, zum Einsatz. Er gehört im pflanzlichen Bereich zu unseren großen Herzstärkern ohne Nebenwirkungen. Seine Blüten und Blätter werden im Frühling und die roten Beeren im Herbst gesammelt.

Sie stärken und stützen unser Herz. Der Weißdorn reguliert den Blutdruck, den Puls, harmonisiert Herzrhythmusstörungen und stärkt das Altersherz. Weißdorn ist eine Stütze und ein Schutz für stressgeplagte Herzen. Der Tee von frischen oder getrockneten Beeren, der uns zu mehr Ausgeglichenheit hilft, kann den ganzen Winter über getrunken werden.

Wie ich Weißdorn verwende

WEISSDORNTEE

Übergießen Sie einen Teelöffel getrocknete Blätter und Blüten mit einer Tasse heißem Wasser und lassen Sie den Tee ca. 7 Minuten ziehen.

HERZWEIN

Füllen Sie ein Einmachglas mit frischen oder getrockneten Weißdornbeeren und übergießen Sie die Beeren etwa 1 cm hoch mit Doppelkorn (38 %). Füllen Sie den Rest des Glases mit Rotwein auf. Nach Geschmack können Sie auch Zimt und / oder etwas Kandiszucker dazugeben. Lassen Sie die Mischung 4 Wochen in der Küche stehen und gießen Sie den Herzwein anschließend durch ein Sieb ab. Trinken Sie immer mal wieder ein Gläschen davon zur Herzstärkung.

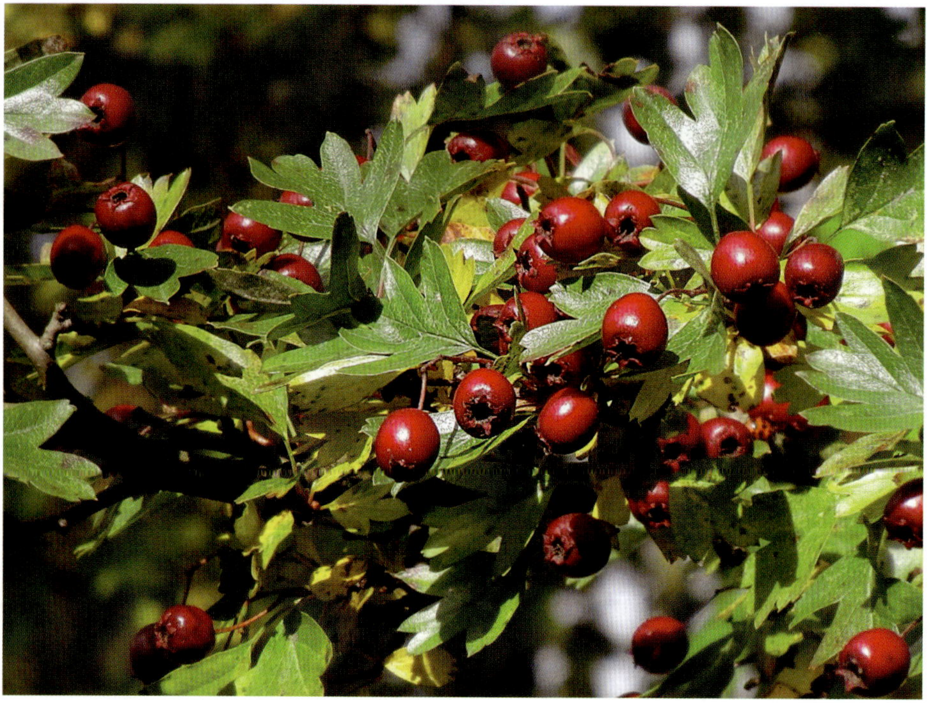

Mein Wunsch für Sie

Ich wünsche Ihnen viel Freude dabei, diese heimischen Wildkräuter und -pflanzen in Ihrer näheren Umgebung zu entdecken. Es müssen ja nicht alle auf einmal sein – fangen Sie einfach mit dem Kraut an, das Sie besonders angesprochen hat. Finden Sie „Ihre" wilde Wiese, die Sie während des Jahres immer wieder besuchen und auf der Sie Ihre Wildkräuter sammeln. Oder stellen Sie der Natur in Ihrem Garten eine „wilde Ecke", vielleicht nur 1 – 2 m², zur Verfügung, die Sie nicht mähen und auf der sich nach und nach Wildkräuter ansiedeln können. Um den Prozess zu beschleunigen, können Sie auch Biosaatgut für Schmetterlings- und Bienenweiden bzw. Wildkräuter erwerben und dieses in Ihrer „wilden Ecke" aussäen. Das funktioniert auch im Topf auf der Veranda oder dem Balkon. So können Sie außerdem Schmetterlinge, Bienen, Hummeln & Co. in Ihr kleines Naturparadies locken. Entdecken Sie neu, wie wunderschön Gott Ihre nächste Umgebung geschaffen und wie überreich er sie mit allem ausgestattet hat, was Sie für Ihr körperliches und seelisches Wohlbefinden brauchen.

8 | Bitterstoffe und Schwedenbitter

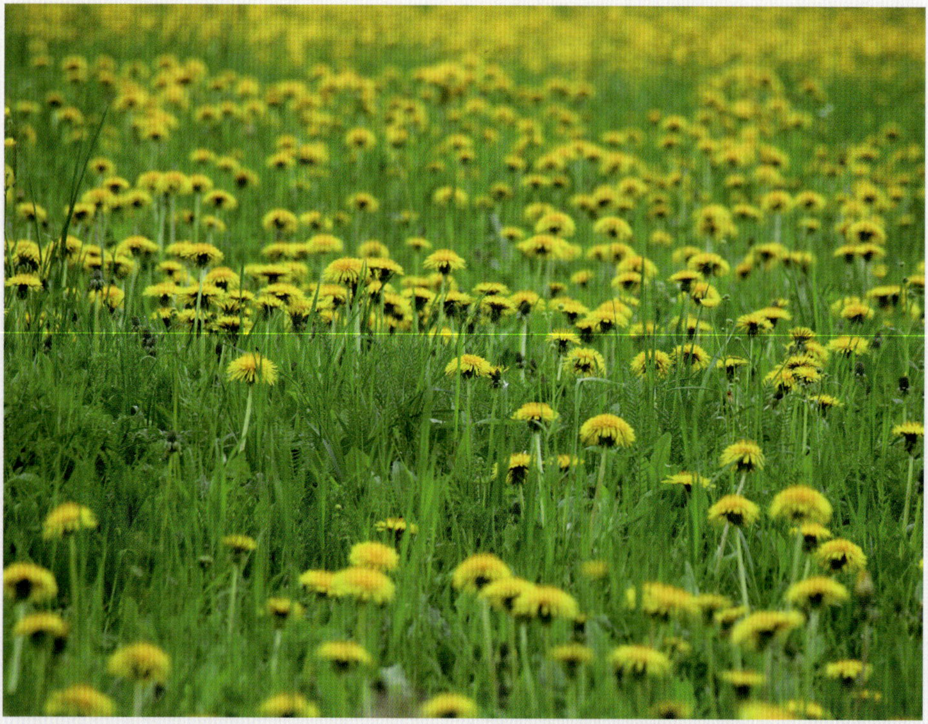

Ein altes Sprichwort sagt: „Was bitter im Mund, ist für den Magen gesund." Leider sind aus vielen Lebensmitteln heute die Bitterstoffe fast komplett herausgezüchtet worden. Bitterstoffe haben für unsere Gesundheit aber eine große Bedeutung und wurden schon von alters her als Heilmittel geschätzt. Sie wirken verdauungsfördernd und helfen gegen Blähungen und zu starke Gärungsprozesse. Sie unterstützen eine gesunde Darmflora, die heute durch unseren oft ungesunden Ernährungs- und Lebensstil meist in Mitleidenschaft gezogen ist. Bitterstoffe sind stoffwechselanregend und fördern die Blutbildung und Drüsentätigkeit. In Maßen genossen sind sie sehr bekömmlich für unsere Gesundheit.

Ich stelle aus unseren heimischen Wildkräutern gerne einen „Schwedenbitter“ her, der umfassend bei vielen Beschwerden helfen kann, weil die Heilkräuter in ihm ihre Wirkung entfalten. Viele bekannte Schweden- bzw. Kräuterbitter, die wir kaufen können, bestehen fast nur aus Pflanzen, die nicht bei uns heimisch sind. Mir erscheint es hingegen sinnvoller, Schwedenbitter aus den bei uns vorkommenden Wildkräutern herzustellen.

Der Kräuterbitter hilft nach einer Magen-Darm-Grippe, wirkt immunstärkend bei Erkältungen, lindert Zahnfleischentzündungen, stärkt Galle und Leber. Er hilft bei Blähungen und Eisenmangel, bei Erschöpfungszuständen und Herzschwäche. Er ist allerdings nicht für Kinder und Jugendliche geeignet.

Wenn Sie keinen Alkohol mögen oder trinken dürfen, können Sie die Kräuter auch getrocknet als Tee verwenden. Wenn Sie Bitterstofftees trinken, sollten Sie diese allerdings nicht süßen, um den bitteren Geschmack abzumildern.

Eine andere Möglichkeit ist es, sich zerkleinerte Schwedenkräuter immer wieder über die Salate oder das Mittagessen zu streuen.

EIN EINFACHER „SCHWEDENBITTER“ / MAGENBITTER

Sie können sich Ihren heimischen, individuellen Schwedenbitter ganz leicht selbst herstellen, der eine sehr gute Heilwirkung hat:

- Sammeln Sie 2 Handvoll Löwenzahnblätter und -wurzeln (säubern Sie die Wurzeln gut), außerdem Schafgarbenblätter und -blüten.

- Zusätzlich zu diesen beiden starken einheimischen Bitterstoffpflanzen können Sie auch noch Ihre Lieblingspflanzen dazugeben, z.B. ein wenig Brennnessel, Kamille, Wermut oder eine andere Heilpflanze, von der Sie wissen, dass Sie Ihnen guttut und Ihnen bei spezifischen Beschwerden hilft.

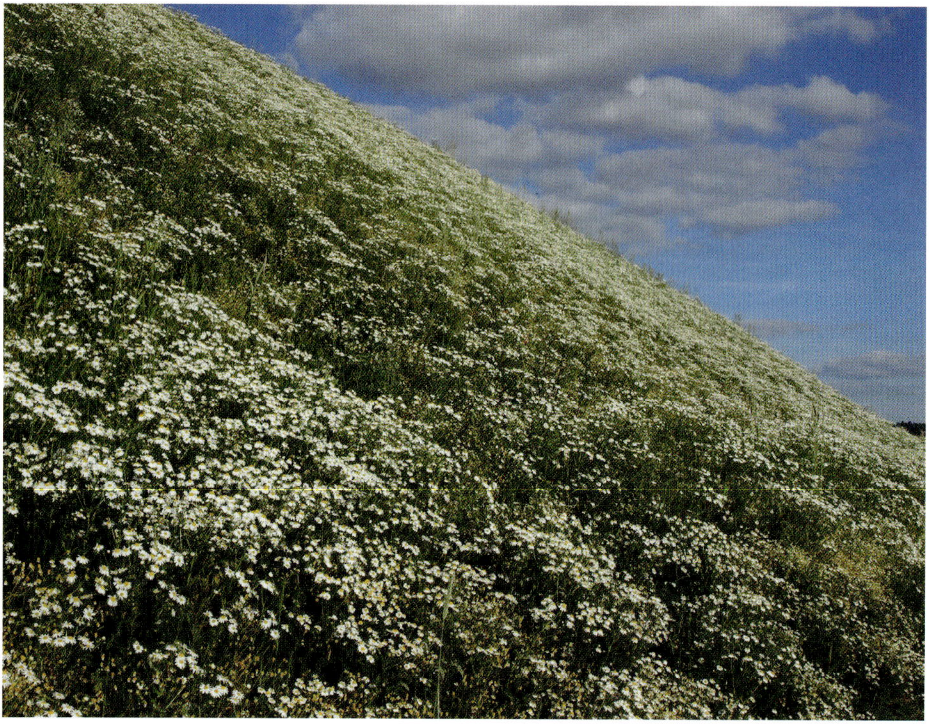

- Schneiden Sie alles sehr klein und übergießen Sie es in einem Einmachglas mit Doppelkorn (38 %), sodass die Pflanzenteile bedeckt sind.

- Stellen Sie das verschraubte Glas für 9 Tage an einen warmen Ort, schütteln Sie es täglich und filtern Sie dann den Alkohol ab.

- Dann übergießen Sie die Kräuter nochmals mit Alkohol und lassen die Mischung weitere 9 Tage stehen. Vermischen Sie danach beide Aufgüsse miteinander.

- Füllen Sie den so entstandenen guten Magenbitter in Flaschen und bewahren Sie ihn lichtgeschützt auf. Er hält sich ca. 5 Jahre.

9 | Unsere pflanzlichen Antibiotika

Viele unserer Heilpflanzen stecken voller pflanzlicher Antibiotika. Sie sind ein gutes Schutzschild gegen Bakterien, Pilze und Viren.

Oft treten als Folge der Einnahme von synthetisch gewonnenen Antibiotika Magen- Darmbeschwerden auf, die zu einer gestörten Darmflora führen können. Das wiederum kann das Immunsystem schwächen und Allergien und Infekte fördern. Auch die Resistenz gegenüber chemischen Antibiotika kann durch deren vermehrte Einnahme zunehmen.

Pflanzliche Antibiotika aus unserem Garten sind z.B. in Kapuzinerkresse, Salbei, Sonnenhut, Fenchel, Kamille, Lavendel, Melisse, Schafgarbe, Rosmarin, Ringelblume u.v.m. enthalten. Die Anwendungsgebiete der pflanzlichen Antibiotika sind vielfältig. So können sie entzündungswidrig, pilzhemmend, bakterienwidrig, desinfizierend, immunstärkend und durchblutungsfördernd wirken.

Sie schädigen unsere Darmbakterien nicht, stärken dadurch unsere Abwehrkräfte ganz ohne Nebenwirkungen und regen unsere Selbstheilungskräfte an!

„Ihre Früchte werden zur Speise dienen und ihre Blätter zur Arznei.“
(Hes. 47,12)

Im Folgenden habe ich Ihnen einige unserer Pflanzen mit antibiotisch wirksamen Inhaltsstoffen zusammengestellt:

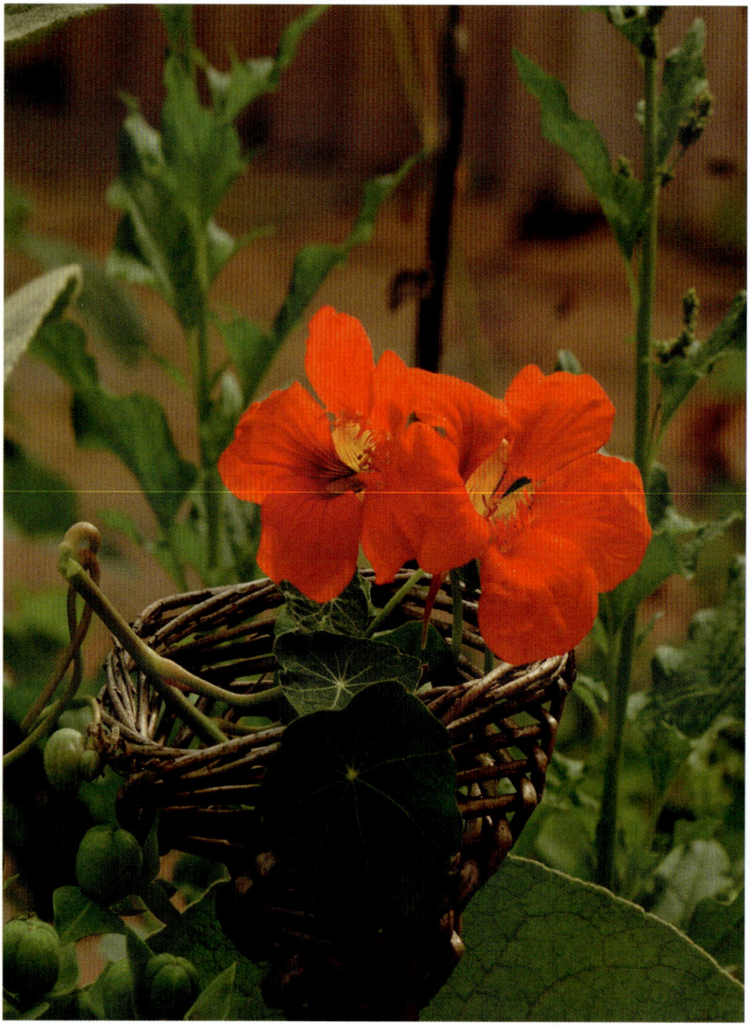

❀ Die Kapuzinerkresse wirkt wie ein Breitbandantibiotikum aus der Welt der Pflanzen. Ihre Senföle hemmen die Vermehrung von Pilzen, Bakterien und Viren. Ihre Stängel, Blätter und Blüten enthalten außerdem viel Vitamin C. Essen Sie die Kapuzinerkresse frisch im Salat oder setzen Sie sie als Tinktur in Alkohol an.

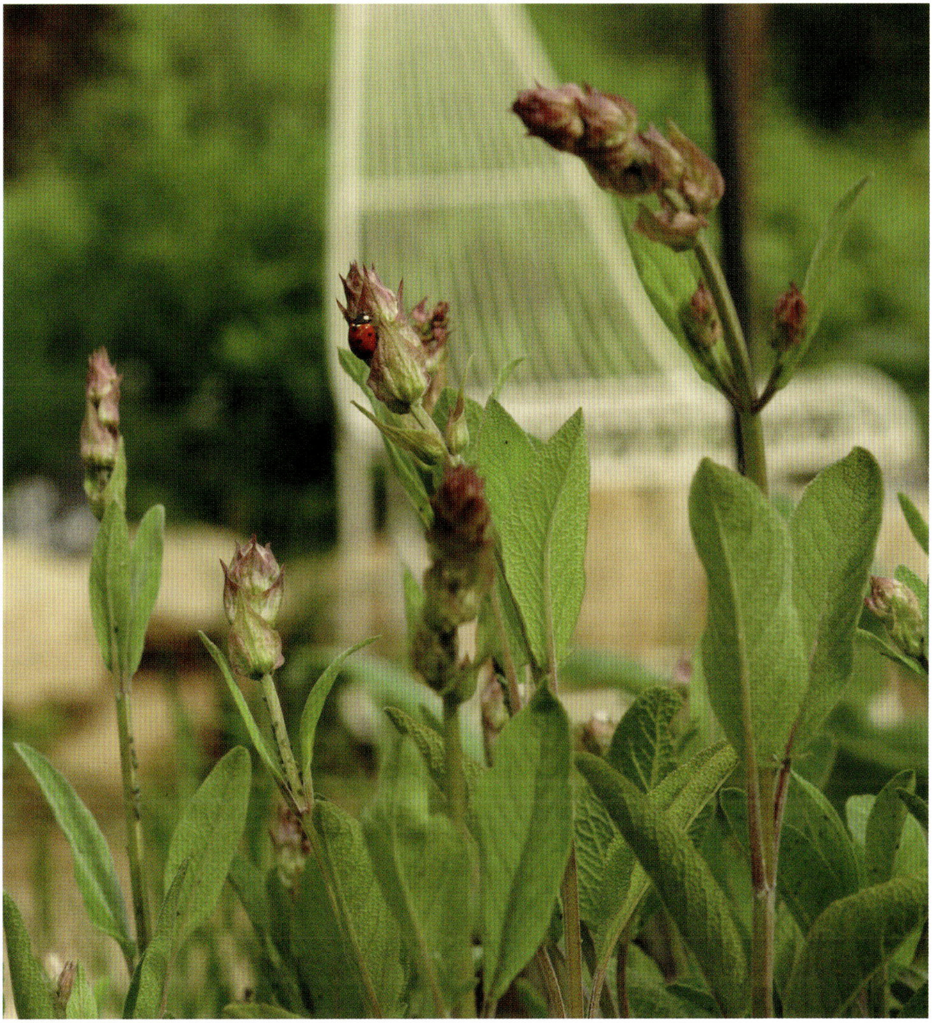

❀ Der Salbei wirkt aufgrund seiner Inhaltsstoffe (z.B. ätherischer Öle) antimikrobiell. Salbeitee lindert Entzündungen im Mund- und Rachenraum, dämmt eine übermäßige Schweißproduktion ein und hilft bei Magen-Darm-Beschwerden. „Wer Salbei hat im Garten, kann auf den Tod lang warten", wusste schon die berühmte Medizinschule von Salerno im 11. Jahrhundert.

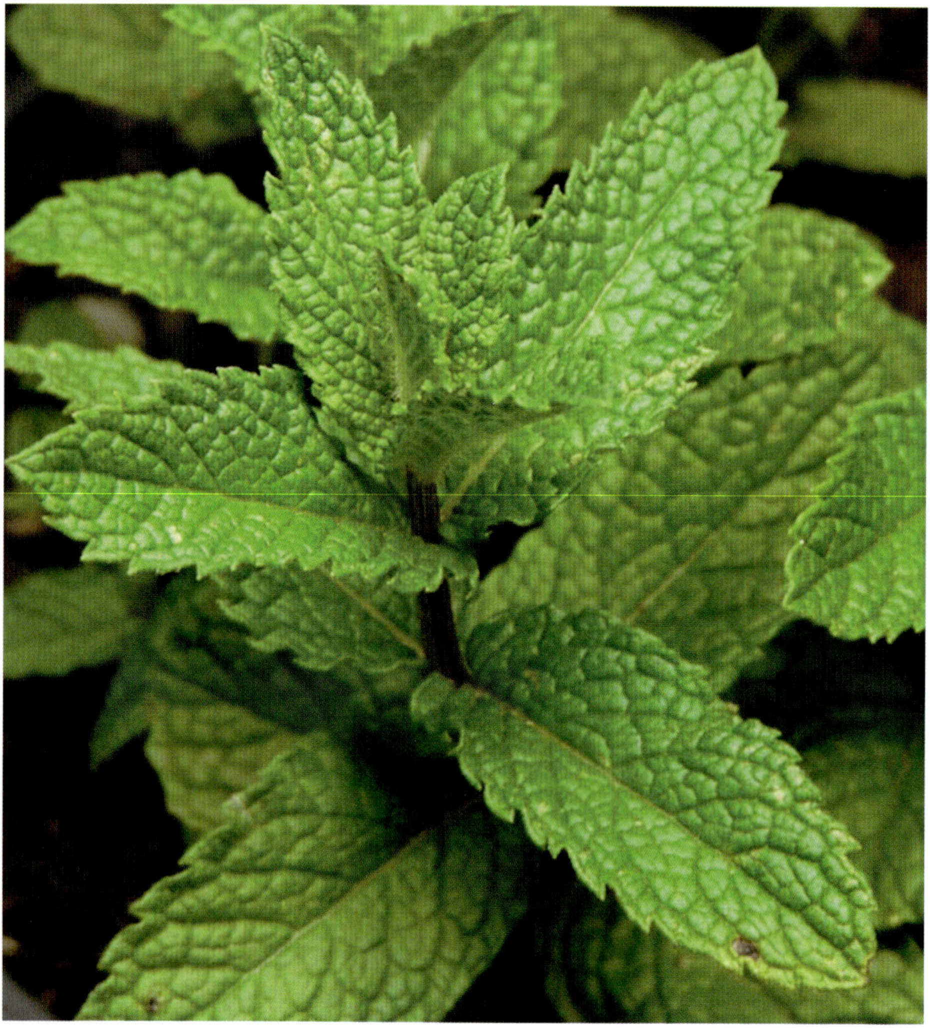

❀ Die Melisse entfaltet durch ihre ätherischen Öle eine ausgleichende und beruhigende Wirkung und bekämpft Herpesviren. Sie kann bei Lippenherpes als Tee oder Tinktur und als Sitzbad bei genitalem Herpes (starker Tee in Schüssel) eingesetzt werden.

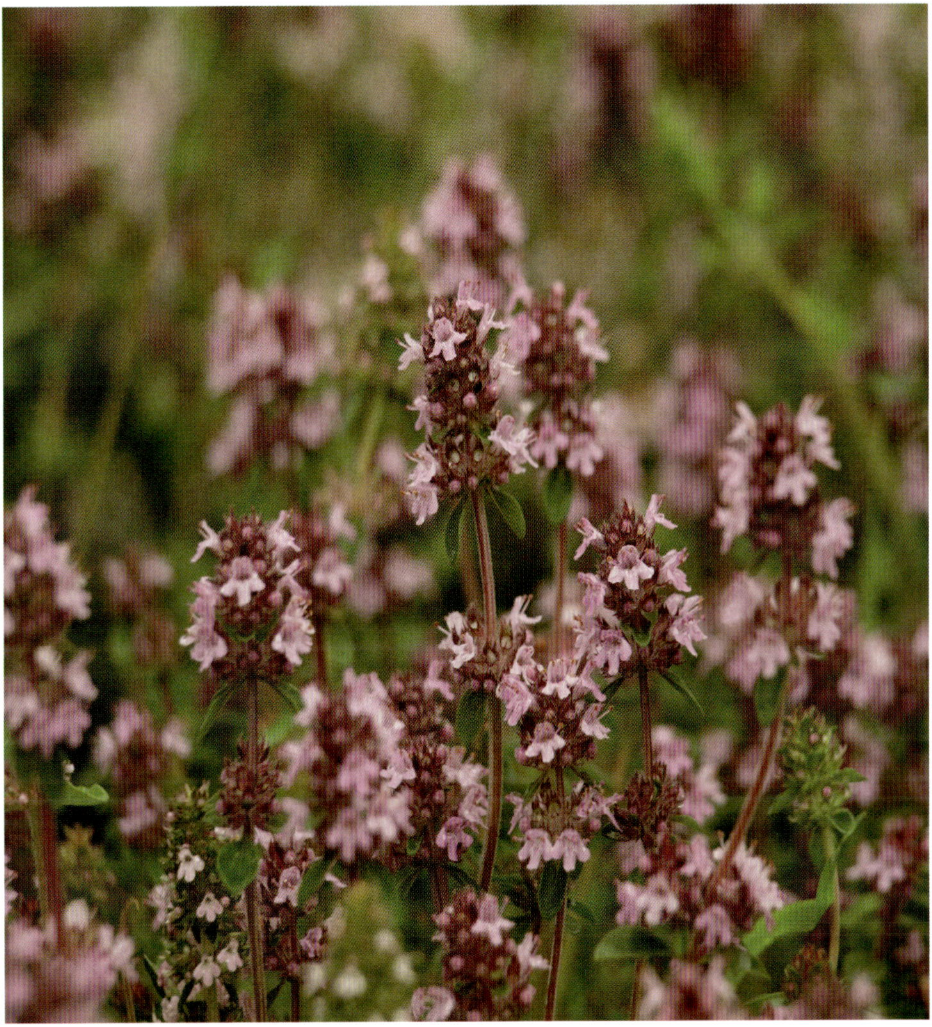

❀ Der Thymian galt lange als „Antibiotikum der armen Leute". Seine Inhaltsstoffe hemmen Keime und wirken sich vorteilhaft auf Lunge und Bronchien aus. Bei Halsentzündungen trinken Sie Thymian als Tee und bei vaginalen Infekten verwenden Sie einen in Tee getränkten Tampon.

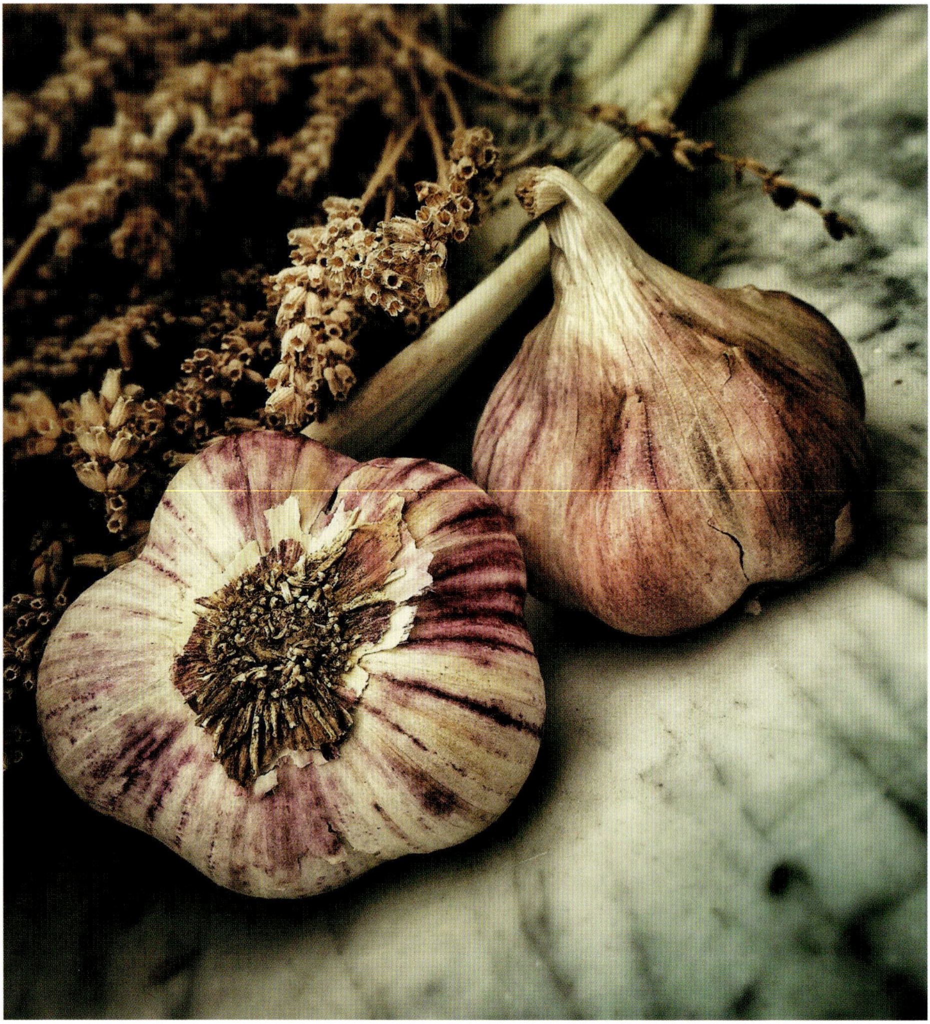

❀ Der Knoblauch ist eine uralte Heilpflanze. Das Allicin, das beim Zerkleinern der Zehen entsteht, besitzt antibakterielle und keimtötende Eigenschaften. Knoblauch hilft, den Blutdruck und zu hohe Blutfettwerte zu senken, und stärkt allgemein das Immunsystem. Verwenden Sie Knoblauch frisch im Essen.

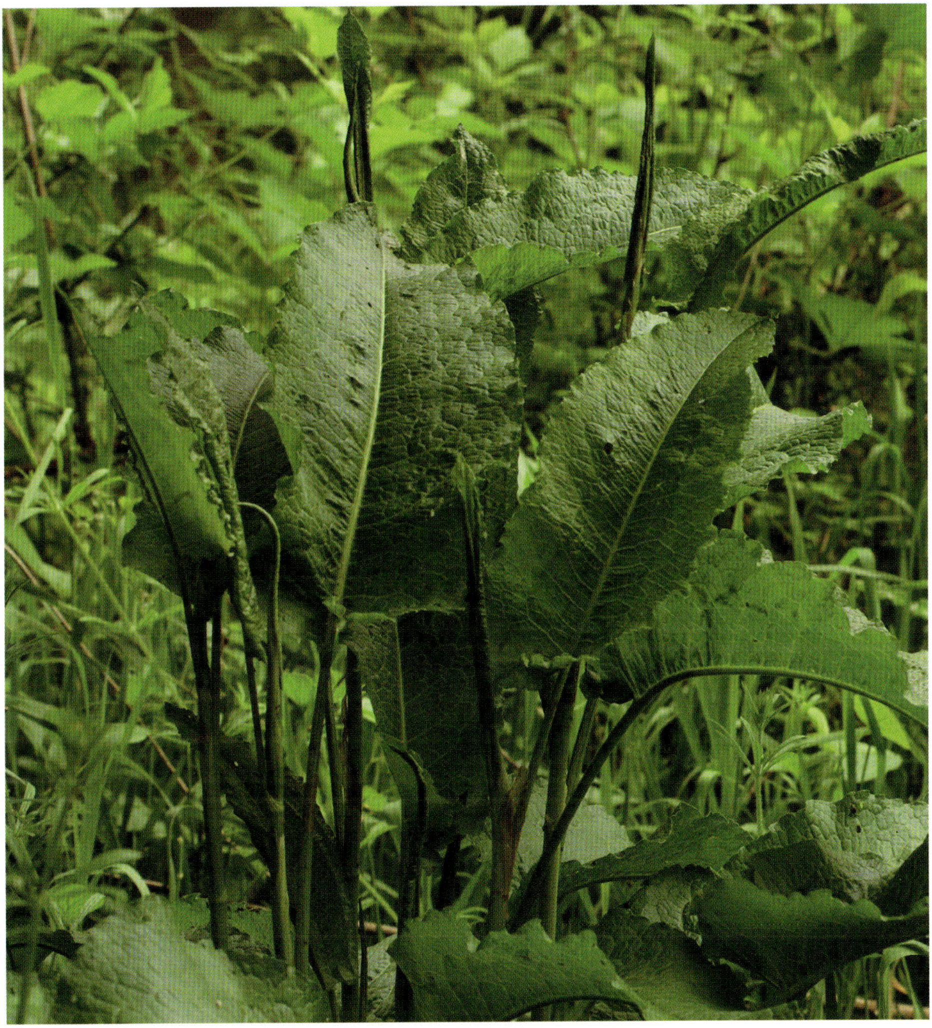

❀ Der Meerrettich wirkt durch seine Senföle bakterienhemmend und keimtötend. Er hilft bei Infekten der Atem- und Harnwege. Verwenden Sie ihn im Essen, z.B. als Meerrettich-Butter. Empfehlen kann ich auch Tabletten mit Wirkstoffen aus Meerrettich und Kapuzinerkresse (z.B. Angocin).

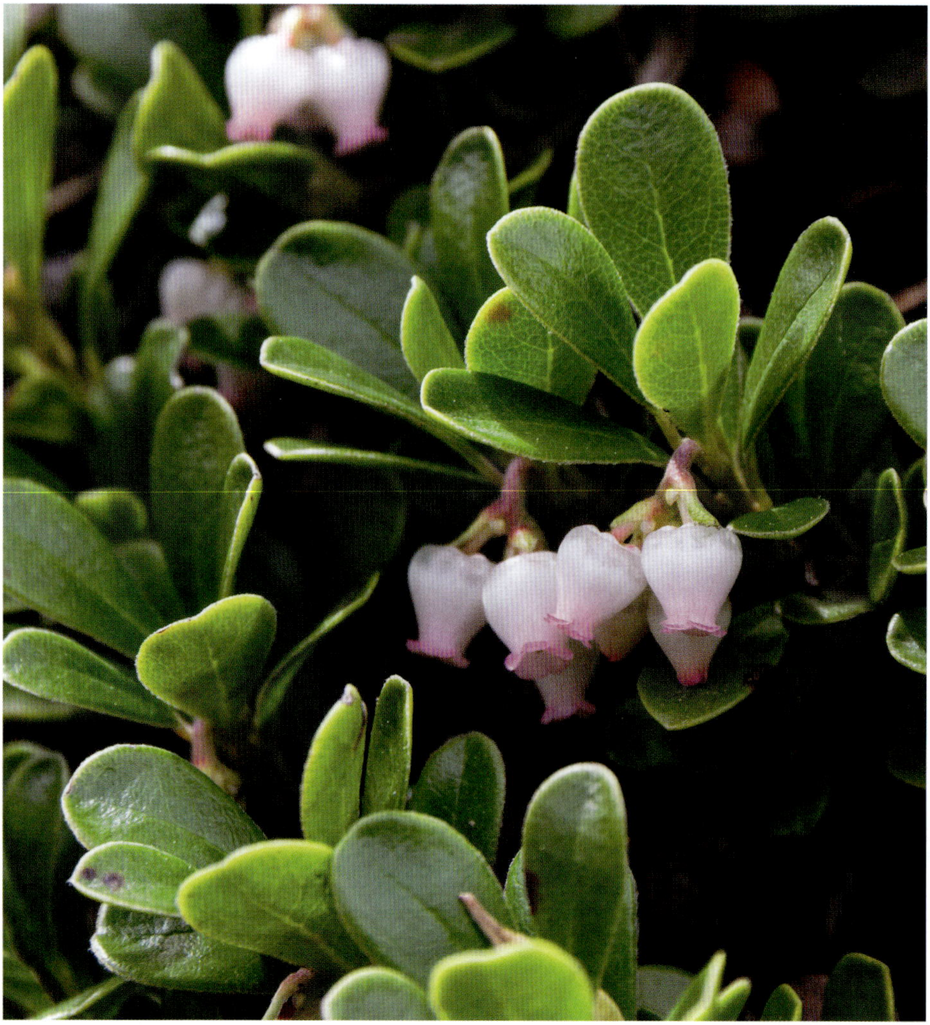

❀ Die Blätter der Bärentraube enthalten Wirkstoffe, die desinfizierend und dadurch auch antibakteriell wirken. Bei Blasenentzündung hilft der harntreibende Tee aus den Blättern. Da er eine starke Wirkung hat, trinken Sie ihn bitte maximal eine Woche lang.

10 | Kleine Frauenheilkunde

FRAUENPOWER AUS UNSEREN HEILKRÄFTIGEN WILDPFLANZEN

Frauen scheinen heute gesundheitlich anfälliger zu sein als früher. Sie müssen sehr viel „schultern", sind oft überlastet und gestresst. Der Erwartungsdruck der Gesellschaft ist hoch: Frauen sollen schön sein, fit sein, stark und erfolgreich sein und dazu noch lässig und entspannt. Doch das ist eine Überforderung und schlichtweg unmöglich. Außerdem sind wir von allen Seiten von Chemie umgeben, die den Organismus belastet. Dazu kommt ein Essverhalten, das häufig ungesund ist. Zu viel Zuckerkonsum z.B. kann spezifische Frauenerkrankungen (wie den Vaginapilz) fördern. Dann greifen wir zu schnell zu Medikamenten chemischen Ursprungs, wo doch in vielen Frauen eigentlich ein intuitiver Zugang zur Schöpfung und den gottgegebenen Heilpflanzen schlummert.

Frauen waren schon von alters her sehr offen, mit Pflanzen die Geburt günstig zu beeinflussen und mit ihnen Beschwerden der Wechseljahre und der Menstruation zu lindern. Die Kräuterfrauen waren ja oft auch die Hebammen des Dorfes. Diese weisen Frauen gingen durch die Dörfer und blieben so lange, bis die Krankheiten gelindert oder geheilt waren. Welch gutes Konzept für Krankheitsbehandlung und Gesundung wäre das auch für unsere Zeit, in der eine Tablette schnell und ohne Änderung des Lebensstils wirken soll!

Aus der Vielzahl der Pflanzen und Beschwerden habe ich einige wichtige Frauenkräuter herausgesucht. Diese Kräuter wachsen in Hülle und Fülle auf unseren Wiesen oder in unseren Gärten. Sie sind mächtige Unterstützerinnen unserer Frauengesundheit. Da auch die Schafgarbe mit dazugehört, gehe ich an dieser Stelle noch einmal besonders auf ihre Wirkweise als Frauenkraut ein, obwohl ich sie bereits im Kapitel „Meine heilkräftigsten Wildpflanzen" vorgestellt habe.

Zur vertiefenden Lektüre empfehle ich das gute „Lexikon der Frauenkräuter" von Margret Madejsky und „Hormonelle Beschwerden pflanzlich behandeln" von Karin Detloff (siehe Literaturempfehlungen).

1. Schafgarbe

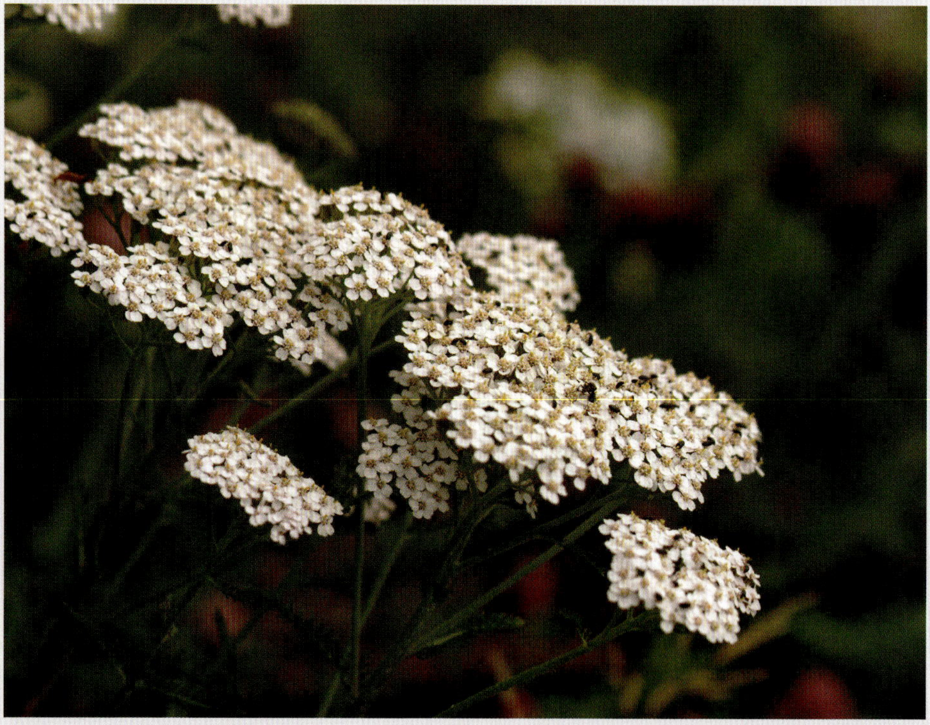

Da die Blätter der Schafgarbe zart, fiedrig und schön geschwungen sind, wurde sie im Volksmund oft als „Augenbraue der Venus“ und wegen ihrer vielfältigen heilenden Eigenschaften als „Gotteshand“ bezeichnet. Sie ist ein wahres „Frauenkraut“.

WIRKUNGSWEISE

Die in der Schafgarbe enthaltenen Gerbstoffe wirken blutstillend, während ihre ätherischen Öle desinfizieren und beruhigen. Bitterstoffe tragen zur Reinigung und Entgiftung des Körpers bei und fördern die Verdauung. Die in ihr enthaltenen Phytohormone wirken ähnlich wie das menschliche Progesteron, welches

Frauen gerade während der Wechseljahre oft fehlt. So trägt die Schafgarbe zur Ausgeglichenheit bei Wechseljahresbeschwerden bei und kann Krämpfe und Verspannungen lösen helfen. Wertvolle Spurenelemente und Mineralstoffe fördern die Gesundheit.

„Schafgarbe im Leib, tut wohl jedem Weib!“ (Sebastian Kneipp)

SCHAFGARBENTEE

Übergießen Sie 1 Teelöffel Schafgarbe (weiße Dolden und grünes Kraut) mit 1 Tasse kochendem Wasser und lassen Sie den Tee 5 - 10 Minuten ziehen, bevor Sie ihn durch ein Sieb abgießen.

SCHAFGARBENÖL

Füllen Sie frische Schafgarbenblüten in ein Einmachglas, übergießen Sie diese mit gutem Öl, z.B. Olivenöl, und lassen Sie die Mischung zugeschraubt 6 Wochen an einem sonnigen Fenster stehen. Dann gießen Sie das Öl ab. Es wirkt sehr heilsam bei Hämorriden, schlecht heilenden Wunden und trockenen Lippen.

2. Frauenmantel

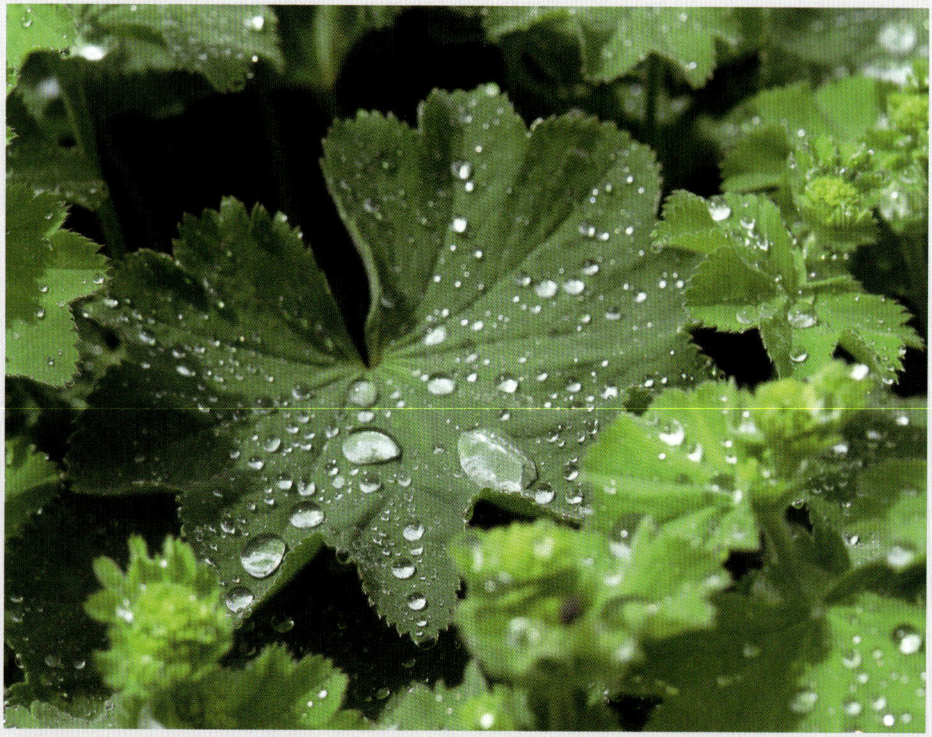

Der Volksmund gab dem Frauenmantel (Alchemilla vulgaris) Namen wie Frauenhäubel, Herrgottsmäntelchen oder Liebfrauenmantel, weil die fächerartigen, kelchförmigen Blätter an traditionelle Kleidungsstücke erinnerten. Da sich in und auf den Blättern Tautropfen sammeln, wird der Frauenmantel auch „Taufänger" genannt. Mit seinen vielfältigen Anwendungsgebieten bei Frauenleiden ist er ein regelrechtes „Schutzmäntelchen" für die Frauen.

WIRKUNGSWEISE

Der Frauenmantel wirkt entzündungshemmend, krampflindernd und wundheilend. Er ist hilfreich bei Wechseljahresbeschwerden, Menstruationsstörungen,

Unfruchtbarkeit, Schwangerschaftsstreifen, Weißfluss und nach Entbindungen. Der Schweizer Kräuterpfarrer Künzle war davon überzeugt, dass zwei Drittel aller Frauenoperationen bei rechtzeitiger Anwendung dieses Heilkrautes überflüssig werden.

FRAUENMANTELTEE

Übergießen Sie 1 Teelöffel Frauenmantel (Sie können Blätter & Blüten verwenden) mit einer Tasse kochendem Wasser und lassen Sie den Tee 5 - 10 Minuten ziehen, bevor Sie ihn durch ein Sieb abgießen.

3. Rotklee

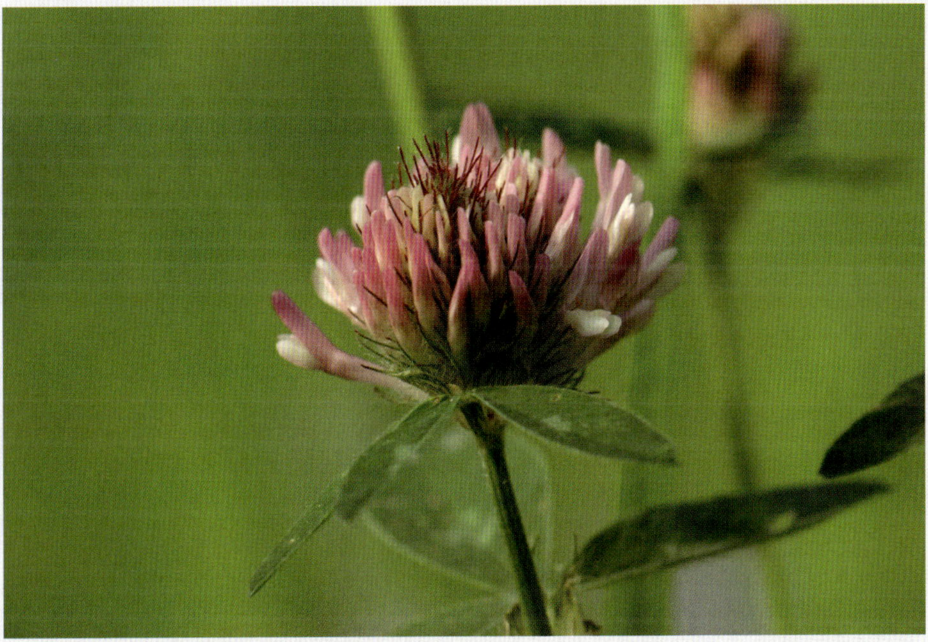

Der Rotklee (Trifolium pratense), auch Wiesenklee oder Himmelsbrot genannt, ist ein guter Blutreiniger und Entschlacker.

WIRKUNGSWEISE

Der Rotklee hilft durch seinen hohen Vitamingehalt und viele Mineralstoffe und Spurenelemente, das Immunsystem zu stärken. Er wirkt sich positiv auf das Säure-Basen-Gleichgewicht in der Vagina und Gebärmutter aus und fördert die Fruchtbarkeit bei Frauen über 40. Rotklee hilft bei Wechseljahresbeschwerden und innerer Unruhe. Er ist gut bei verklebten Eierstöcken oder Pilzerkrankungen. Zudem lässt er sich innerlich und äußerlich zur unterstützenden Behandlung von Krebsgeschwüren anwenden.

ROTKLEETEE

Verwenden Sie pro Tasse ca. 5 - 6 frische oder getrocknete Rotkleeblüten. Übergießen Sie diese mit kochendem Wasser und lassen Sie den Tee 5 - 10 Minuten ziehen, bevor Sie ihn durch ein Sieb abgießen.

ROTKLEETINKTUR

Schneiden Sie 1 – 2 Handvoll Rotkleeblüten klein und füllen Sie diese in ein Einmachglas. Übergießen und bedecken Sie alles mit Doppelkorn (38 %) und lassen Sie das zugeschraubte Glas 4 – 6 Wochen am Küchenfenster stehen. Zwischendurch können Sie das Glas immer wieder einmal schütteln. Gießen Sie schließlich die entstandene Tinktur ab und füllen Sie diese in eine dunkle Glasflasche oder bewahren Sie sie an einem lichtgeschützten Ort auf. Sie ist bis zu 5 Jahren haltbar. Die Tinktur lässt sich innerlich anwenden (10-20 Tropfen in einem Glas Wasser einnehmen, bis zu dreimal täglich) oder auch äußerlich bei Pilzerkrankungen oder Ekzemen.

4. Gänsefingerkraut

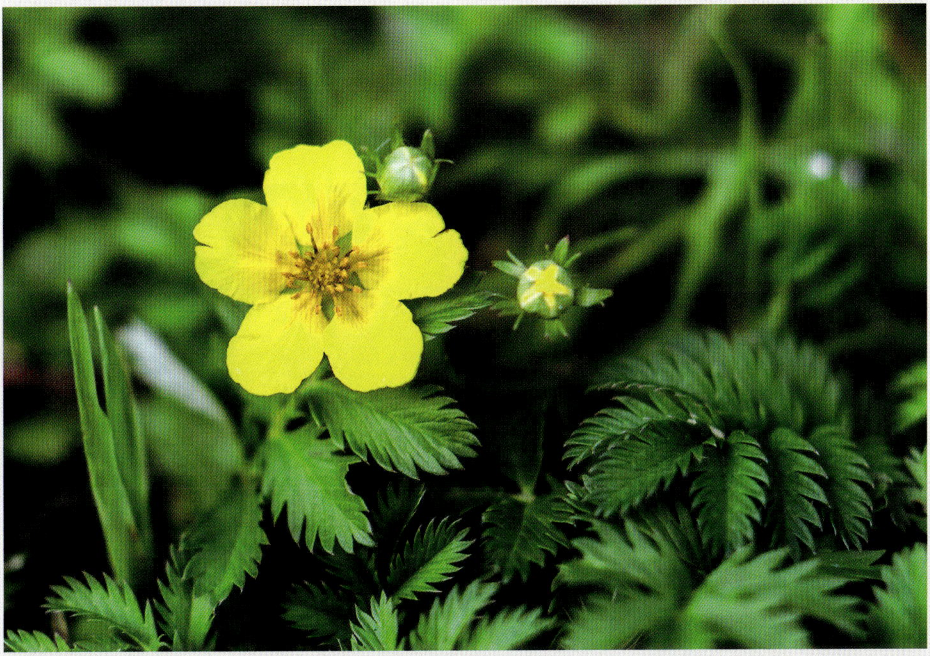

Das Gänsefingerkraut (Potentilla anserina) wird im Volksmund auch als „Krampfkraut" bezeichnet, womit schon eines seiner wichtigsten Anwendungsgebiete deutlich wird.

ANWENDUNG

Gänsefingerkraut kann angewendet werden bei Krämpfen aller Art, auch Menstruationskrämpfen. Sie können es entweder frisch essen oder als Tee trinken. Gänsefingerkraut kann auch gut mit Schafgarbentee gemischt werden. Trinken Sie bei akuten Krämpfen eine Tasse voll.

TEE

Übergießen Sie 1 Teelöffel Gänsefingerkraut mit einer Tasse kochendem Wasser und lassen Sie den Tee 5 - 10 Minuten ziehen, bevor Sie ihn durch ein Sieb abgießen.

5. Ackerschachtelhalm

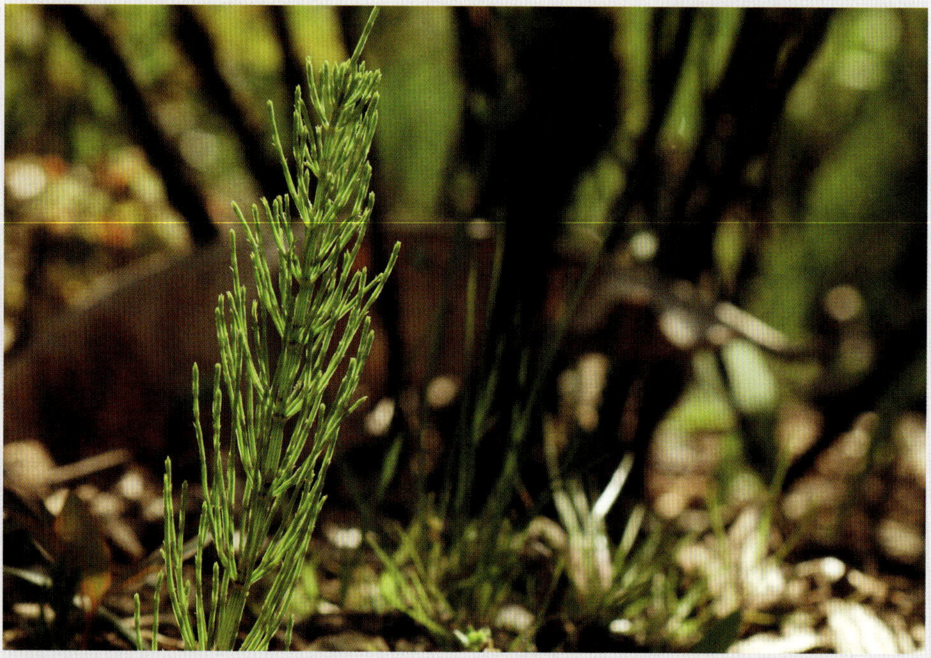

Wir Frauen haben nach den Wechseljahren oft mit Osteoporose zu tun, mit brüchigen Haaren, Fingernägeln und Zähnen. Uns fehlt die Kieselsäure. Eine besonders stärkende Pflanze bei Knochenbeschwerden ist der Ackerschachtelhalm (Equi setum arvense), auch Zinnkraut oder wegen seines äußeren Erscheinungsbildes Pferdeschwanz oder Katzenwedel genannt.

Da diese Pflanze reich an Kieselsäure und Mineralstoffen ist, wirkt der Schachtelhalm stärkend und kräftigend auf unser Bindegewebe. Darum sind Teekuren, die zwei bis drei Wochen dauern, sehr zu empfehlen.

„Zinnkrauttee, der nie schaden kann, reinigt den Magen. Man nehme von Zeit zu Zeit eine Tasse.“ (Sebastian Kneipp)

Man kann den Schachtelhalm gut sammeln und selbst trocknen oder bereits getrocknet in der Apotheke kaufen. Der Ackerschachtelhalm muss eine halbe Stunde leicht geköchelt werden, sonst löst sich die Kieselsäure nicht. Zu empfehlen ist er auch als Sitzbad bei Blasenentzündung oder als Auflage bei schlecht heilenden Wunden (Tuch in einen Tee tauchen und auf die Wunde legen).

SITZDAMPFBAD

Geben Sie drei Handvoll Ackerschachtelhalm in einen Eimer und gießen Sie zwei bis drei Liter kochendes Wasser darüber. Sitzen Sie für 15 Minuten über dem Dampfbad.

PFLANZLICHE HILFE BEI FRAUENBESCHWERDEN

SCHEIDENPILZ, SCHEIDENJUCKEN

- Über einen längeren Zeitraum täglich 2 Tassen Frauenmanteltee trinken
- Einmal täglich 10 Tropfen Propolis-Tinktur (eine von Bienen hergestellte harzartige Substanz mit antibiotischer Wirkung, z.B. im Reformhaus erhältlich) in Wasser zu sich nehmen
- 1 ml Johanniskrautöl mit 1 ml Naturjoghurt vermischen und mittels einer kleinen Spritze in die Vagina einführen
- Nach Einnahme von Antibiotika empfiehlt es sich, täglich Sauerkraut zu essen – das hilft, die gestörte Darmflora wieder aufzubauen

- Basisch ernähren, keinen Weißzucker und keine Weißmehlprodukte essen und viel Wasser trinken
- Biobinden und Ökowaschmittel verwenden, wenig Bleichmittel nutzen

WECHSELJAHRESBESCHWERDEN, SCHWITZEN

- Über einen längeren Zeitraum von 2-3 Wochen wechselweise Schafgarben- und Frauenmanteltee trinken
- Bei Hitzewallungen abends Salbeitee trinken
- Grundsätzlich viel Wasser trinken
- Tägliche Bewegung an der frischen Luft
- Ausgewogene, vollwertige Ernährung
- zweimal jährlich im Frühling und Herbst Blutreinigungstee (aus Brennnessel, Ackerschachtelhalm, Birke und Löwenzahn) trinken
- Genussgifte wie z.B. Kaffee und Alkohol stark einschränken
- Diesen neuen Lebensabschnitt positiv angehen und erforschen

EISENMANGEL

- Wildkräutersuppe mit Brennnesseln essen
- Brennnessel- und Schafgarbentee sowie Brennnesselwasser trinken und jeweils mit einem Spritzer Zitronensaft anreichern
- Koffein und Weißzucker meiden

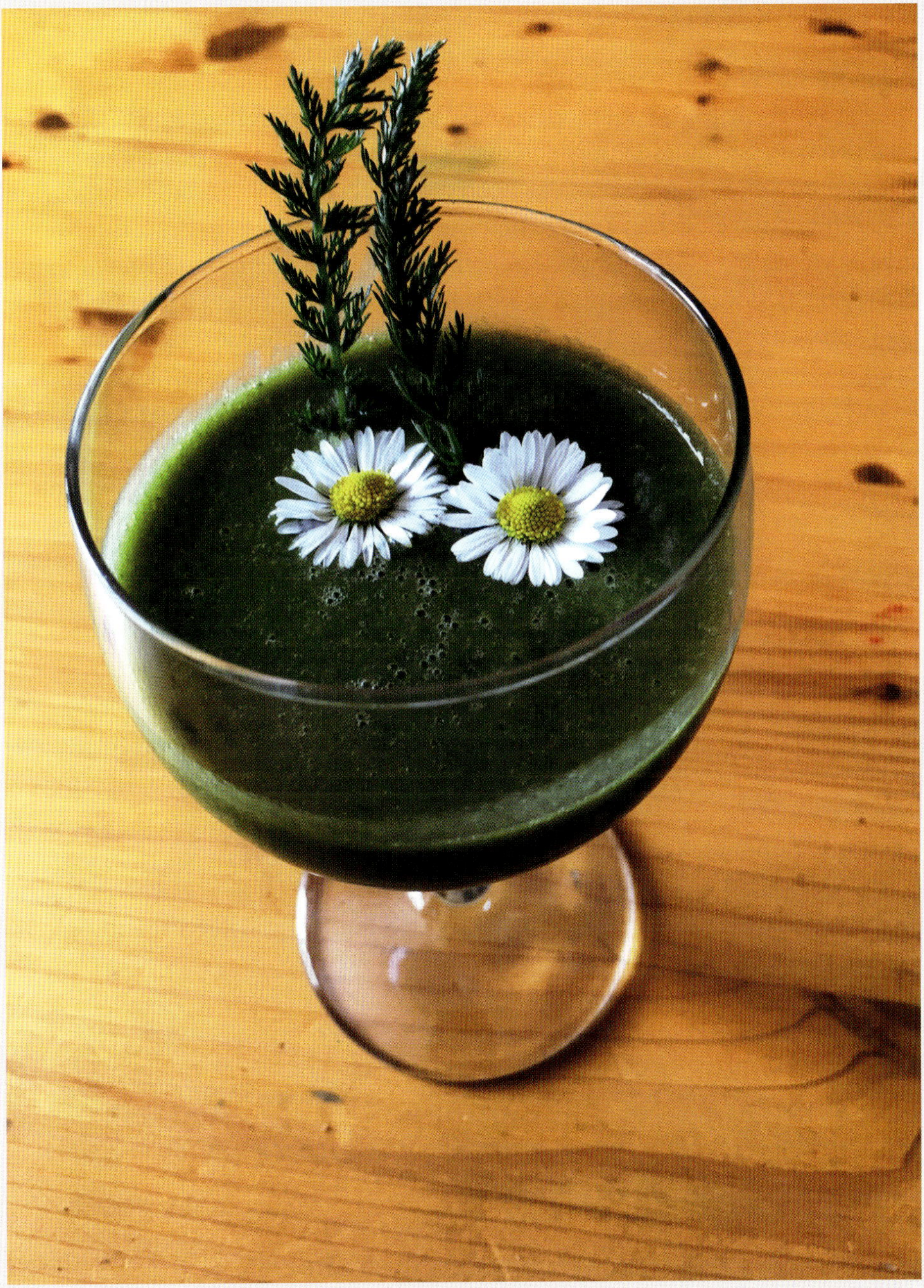

MENSTRUATIONSBESCHWERDEN

Während Ihrer Menstruation sollten Sie sich nach Möglichkeit Ruhe gönnen und zutiefst annehmen, dass während dieser Woche alles etwas ruhiger und bedächtiger zugehen darf. Sie müssen während dieser Zeit nicht alles tun, was Sie sonst tun. In früheren Zeiten wusste man das noch besser als heute und lebte mehr im Einklang mit dem weiblichen Zyklus. In unserer modernen Zeit, in der unser Körper möglichst perfekt und optimiert erscheinen soll, ist für viele Mädchen und junge Frauen die Periode ein Tabuthema. Sie schämen sich dafür, sehen ihre Periode als lästig an und möchten die Tage ihrer Menstruation möglichst schnell hinter sich bringen. Diese abwehrende innere Haltung kann dazu führen, dass die natürlichen Krämpfe sich verstärken und auch die Fruchtbarkeit beeinträchtigt wird. Dabei ist doch der Menstruationszyklus der Frau und seine Phasen ein Geschenk unseres kreativen Schöpfergottes. Feiern Sie Ihr Frausein und sehen Sie die Menstruation auch als eine Phase der Entschlackung und Entgiftung an.

Als natürliche Helfer und Unterstützer während dieser Zeit empfehle ich Ihnen:

- Schafgarben- und Frauenmanteltee trinken
- Schafgarbenwickel auf den Bauch (Schafgarbentee kochen, darin ein Stofftaschentuch oder Geschirrtuch tränken und auf den Bauch legen)
- Entkrampfenden Gänsefingerkrauttee trinken
- Grundsätzlich viel trinken, ausgewogene und vollwertige Ernährung, viel Bewegung

VENENERKRANKUNGEN

- Mit Steinkleetinktur, Johanniskrautöl oder einer Salbe aus rotem Weinlaub, Rosskastanie und Steinklee einreiben
- Buchweizen essen oder Buchweizentee (z.B. im Reformhaus erhältlich) trinken

- Grundsätzlich viel trinken, ausgewogene und vollwertige Ernährung, viel Bewegung

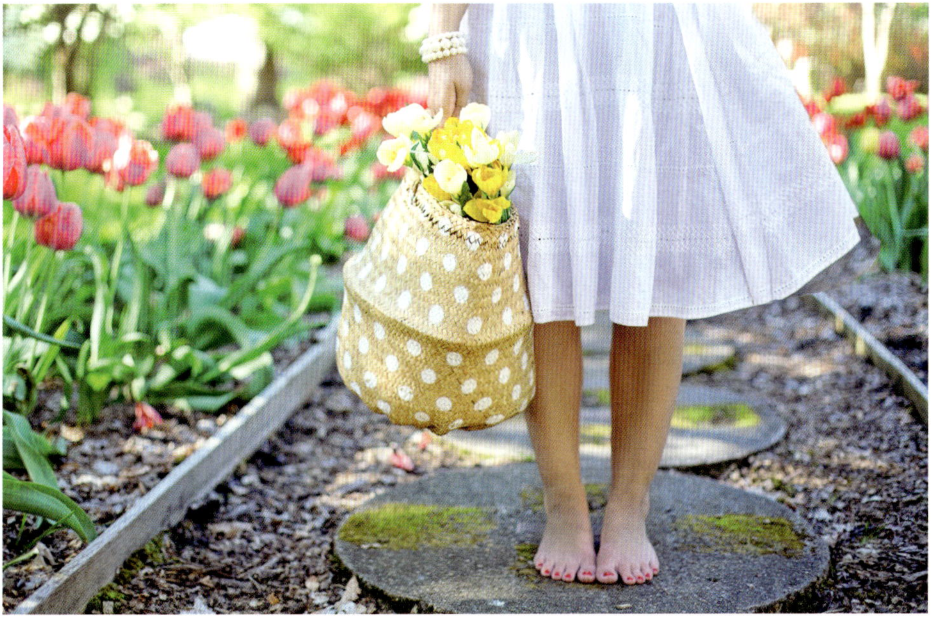

NACH EINEM DAMMSCHNITT

- Mehrmals täglich mit Johanniskrautöl einreiben
- Sitzbäder mit Schafgarbe

SCHWANGERSCHAFTSÜBELKEIT UND ERBRECHEN

- Ingwertee
- Melissetee
- Frauenmanteltee

BRUSTENTZÜNDUNGEN

- Quarkwickel
- Kohlwickel (Kohlblatt mit Nudelholz walken, damit die Inhaltsstoffe austreten, dann in den BH legen)
- Frische Spitzwegerichblätter in den BH legen

EIERSTOCKENTZÜNDUNGEN

- 6 Wochen lang einmal täglich im Wechsel, unterstützend zur ärztlichen Therapie, Schafgarben- und Frauenmanteltee trinken

11 | Ein kleiner Exkurs in die Naturkosmetik

WAHRE SCHÖNHEIT KOMMT VON INNEN

Wir Frauen sollten bedenken, dass wahre Schönheit tatsächlich von innen kommt. Dankbarkeit, Zufriedenheit mit der jeweiligen Lebenssituation und Fröhlichkeit lassen unser Gesicht strahlen. Je älter ich werde, desto mehr bin ich mit meinem Aussehen zufrieden – das hängt sicher auch mit dem inneren Reifungsprozess zusammen. Ein wichtiger Faktor sind auch gelingende, ermutigende, stärkende und liebevolle Beziehungen zu unseren Mitmenschen, zu Freunden, Familie oder dem Partner. Weil ich mich geliebt und angenommen weiß, fühle ich mich schön und bin ich schön. Auch Dankbarkeit spielt eine große Rolle: Wenn ich meine Lebenssituation annehme, ganz gleich, wie sie aussieht, und dankbar auf das Gute schaue, strahle ich das in positiver Weise aus.

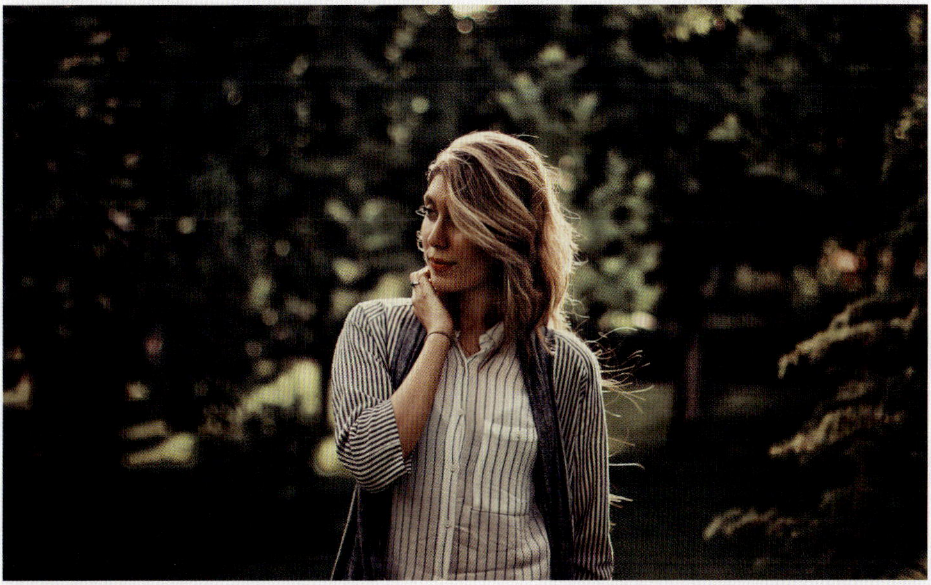

„Der Gerechte wird grünen wie ein Palmbaum, er wird wachsen wie eine Zeder auf dem Libanon. Die gepflanzt sind im Hause des HERRN, werden in den Vorhöfen unsres Gottes grünen. Und wenn sie auch alt werden, werden sie dennoch blühen, fruchtbar und frisch sein." (Ps. 92,13-15)

HAUT & HAAR GUTES TUN – MIT BASISPRODUKTEN UND ÄTHERISCHEN ÖLEN

Unsere Haut ist das größte Sinnesorgan, die schützende und stützende Hülle um uns herum. Sie ist in unserer Zeit großen Umwelteinflüssen ausgesetzt. Davor können wir uns oft nicht schützen. Zusätzlich „verkleistern" wir aber Haut und Haare mit unzähligen chemischen Schönheitsmittelchen. Das verträgt unsere Haut oft nicht. Sie reagiert mit Akne, anderen Hautreizungen und vielem mehr. Heute haben Hauterkrankungen in erschreckendem Maße zugenommen. Das liegt sicher auch mit daran, dass sich ein hoher Süßigkeits- und Zuckerkonsum negativ auf unsere Haut auswirkt.

Überprüfen Sie doch einmal, welche Kosmetika Sie benutzen – beinhalten diese viele chemische Komponenten? Sind sie mit Tierversuchen getestet worden? Brauchen Sie alle diese Schönheitsmittel wirklich? Ich für meinen Teil verwende außer meinem gekauften Parfum nur einige wenige natürliche Pflegeprodukte, die ich mir selbst herstelle – zum Beispiel ein gutes duftendes Pflanzenöl.

Duschen Sie vielleicht zu häufig und mit zu viel Reinigungsprodukten, die Haut und Haare angreifen? Im Grunde muten wir unserer Haut heute viel zu viele Reinigungs- und Pflegeprodukte zu. Manchmal ist weniger mehr. Sehr empfehlenswert in diesem Zusammenhang finde ich das Buch „Haut nah: Alles über unser größtes Organ" von Dr. Yael Adler (s. Literaturverzeichnis).

Im Folgenden möchte ich Ihnen meine Klassiker der Naturkosmetik aus dem Pflanzenreich vorstellen, die Sie einfach nachmachen können. Es kommt nämlich nicht darauf an, viele und komplizierte Mittel herzustellen, sondern Basisprodukte, die leicht umsetzbar, hautverträglich und ökologisch sind. Dabei verwende ich gerne **ätherische Öle**, die aus Pflanzenteilen gewonnen werden. Das sind hochwirksame, schnell in das Hautgewebe und in den Blutkreislauf eindringende Pflanzendüfte, die auch gegen Bakterien, Viren und Pilze helfen können. Ihr Wohlgeruch hat zudem positive Auswirkungen auf unsere Psyche. Je nach Pflanze haben die Aromen unterschiedliche Wirkungsweisen auf Körper und Seele. Da ätherische Öle hochdosiert sind, verwende ich davon nur wenige Tropfen in meiner selbstgemachten Kosmetik.

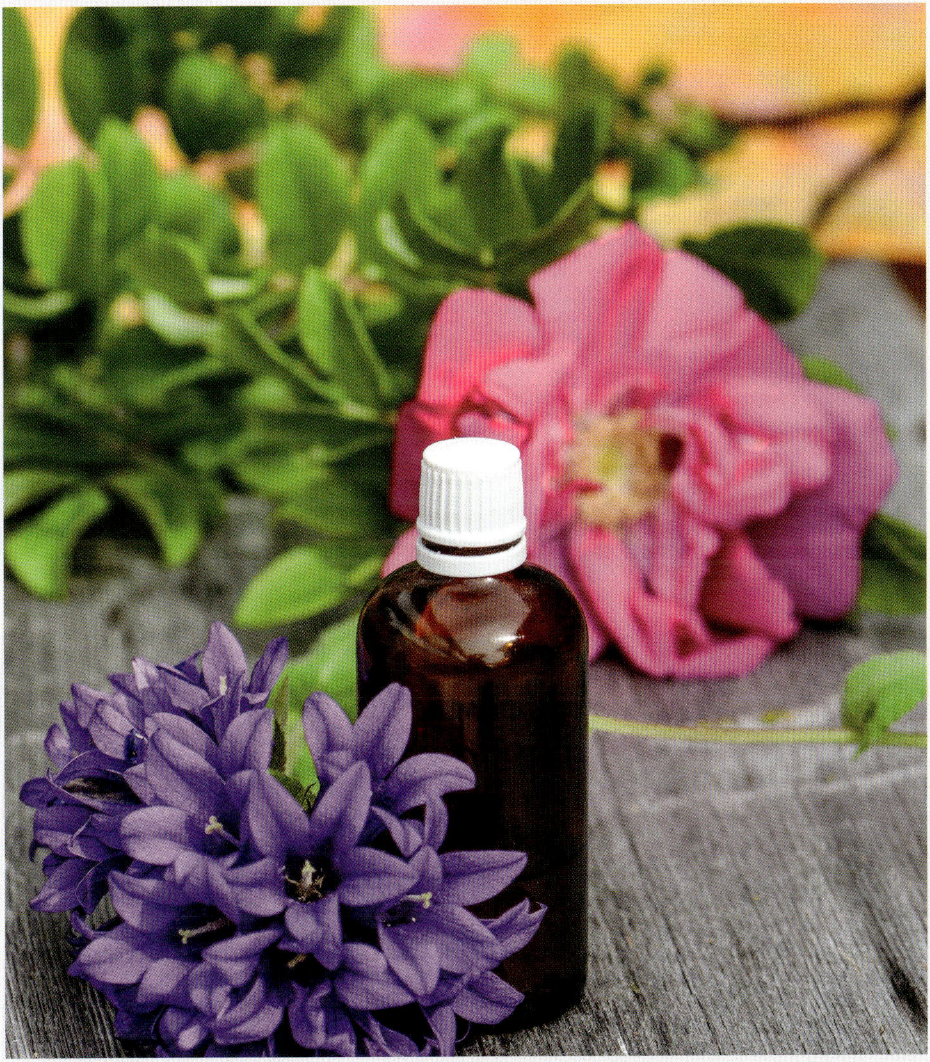

1. Parfüm

Füllen Sie einen Zerstäuber mit Alkohol (38 %) und mischen Sie einige wenige Tropfen eines ätherischen Öles Ihrer Wahl darunter, z.B. Lavendel oder Teerose. Verwenden Sie nur die besten ätherischen Öle (z.B. von Primavera).

2. Duftendes Gesichts- und Körperöl

Reichern Sie 50 g Mandelöl oder Olivenöl mit 5 - 10 Tropfen eines ätherischen Öles an, das Sie „gut riechen" können und das Ihnen bei Ihren individuellen körperlichen Beschwerden / Schwachstellen helfen kann.

3. Zahnputzpulver

Pulverisieren Sie getrocknete Salbeiblätter und vermischen Sie diese mit 50 g Meersalz und zwei Esslöffeln Holzkohlepulver (in der Apotheke oder im Reformhaus erhältlich). Es können auch noch drei Tropfen ätherisches Pfefferminzöl dazu gegeben werden. Das ist ein gutes desinfizierendes, Zähne aufhellendes Mittel.

4. Brennnesselhaarspülung

Vermischen Sie starken Brennnesseltee, der mindestens 10 Minuten leicht geköchelt hat, mit 50 ml Obstessig. Spülen Sie das Haar nach der Wäsche damit oder reiben Sie es kräftig ein. Brennnesseln verhelfen Ihnen durch ihre wertvollen Mineralstoffe zu gesunder Kopfhaut und kräftigem Haar.

12 | Das Immunsystem winterfest machen – Selbstheilungskräfte anregen und stärken

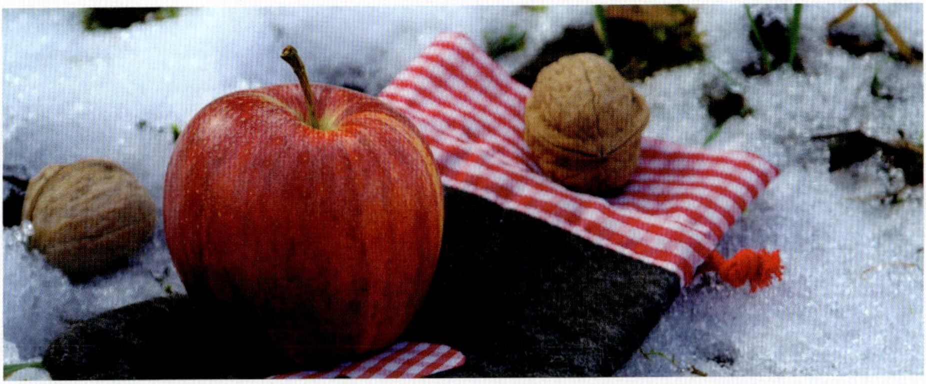

Natürliche Heilmittel

Viele althergebrachte Heilmittel kommen nicht deshalb aus der Mode, weil sie wirkungslos geworden sind, sondern weil zum einen das Wissen über natürliche Heilmittel verloren gegangen ist und zum anderen die Herstellung und Anwendung dieser Heilmittel mit etwas Arbeitsaufwand verbunden ist. An dieser Stelle habe ich Ihnen einige einfache Tipps zusammengestellt, um gut durch den Winter zu kommen.

Darüber hinaus empfehle ich Ihnen, immer mal wieder Ihren Vitamin-D-Spiegel bestimmen zu lassen. Vitamin D ist ein Hormon, das der Körper normalerweise mithilfe des Sonnenlichtes selbst herstellen kann. Es hat unzählig wichtige Eigenschaften. Es senkt den Blutdruck, stärkt das Immunsystem, regt die Bildung körpereigener Antibiotika an und hat eine Schutzwirkung für die Nervenzellen. Weiterhin ist es gut bei Depression, Multipler Sklerose und Alzheimer. Vitamin D stärkt die Knochen und kräftigt die Muskulatur. Da in den sonnenarmen Monaten die Bildung von Vitamin D in unserem Körper oft zu kurz kommt, kann es sinnvoll sein, von Oktober bis März Vitamin D einzunehmen. Lassen Sie sich von Ihrem Arzt beraten.

Erkältung – Grundsätzliches

Bei all unseren Erkältungskrankheiten gilt folgender Grundsatz:

- Verzichten Sie weitestgehend auf Süßigkeiten – Süßes schwächt die Immunabwehr.
- Achten Sie auf vollwertige Ernährung. Meiden Sie zu viel gekochtes Essen und essen Sie stattdessen mehr Rohkost und vitalstoffreiche Kost.
- Trinken Sie mindestens 2-3 Liter Wasser pro Tag!
- Überheizen Sie Ihre Räume nicht.
- Setzen Sie sich viel frischer, feuchter Luft aus.
- Achten Sie auf das vermehrte Ruhebedürfnis Ihres Körpers.

Heiltee

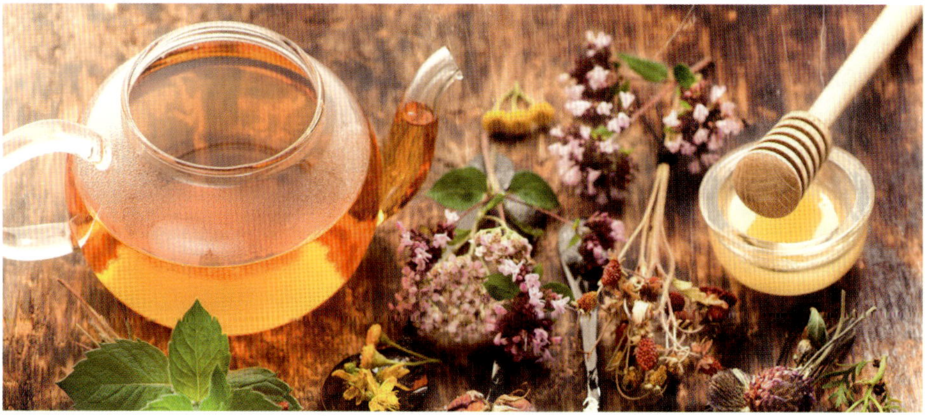

- Bereiten Sie sich Tee aus Holunder, Lindenblüten und Spitzwegerich zu. Er wirkt schweißtreibend, entzündungshemmend und schmerzstillend.

- Trinken Sie bei Fieber und starken Kopfschmerzen zusätzlich einen Erkältungstee mit Weidenrinde, Holunderblüten und Lindenblüten (im Reformhaus erhältlich). Die Weidenrinde enthält Salicin, das der Körper zu Salicylsäure umwandelt, die für eine schmerzstillende, entzündungshemmende und fiebersenkende Wirkung verantwortlich ist.

Schwitzkur / ansteigendes Fußbad

Wenn Sie erkältet sind, kann ein ansteigendes Fußbad helfen. Stellen Sie dazu Ihre Füße in eine Schüssel mit warmem Wasser (ca. 33 Grad), umhüllen Sie sich mit einer Decke und gießen Sie nach und nach heißes Wasser dazu, sodass sich die Wassertemperatur bis ca. 45 Grad erhöht. Nach 20 Minuten legen Sie sich ins Bett.

Holzkohle – ein bewährtes altes Heilmittel

Viele von Ihnen kennen Kohle-Compretten vielleicht als Gegenmittel bei Infektionen im Magen-Darm-Bereich. Durch ihre große Bindungskapazität ist Holzkohle ein gutes Reinigungsmittel bei verschiedenen Infektionen, Entzündungen und Stoffwechselstörungen. Holzkohle bindet die giftigen Stoffe und transportiert sie sehr schnell ab. Holzkohle als Pulver ist als Anwendungsform das Beste. Sie ist in der Apotheke oder im Reformhaus zu bekommen.

Wenn Sie bemerken, dass eine Erkältung im Anflug ist, trinken Sie ein Glas Wasser, in dem Sie einen Teelöffel Holzkohle-Pulver verrührt haben. Das können Sie in der akuten Phase ein- bis zweimal am Tag wiederholen. Eine Nebenwirkung bei längerer Anwendung kann allerdings Verstopfung sein.

Nasentropfen bei Schnupfen

Die häufige Anwendung von herkömmlichen Nasentropfen über einen längeren Zeitraum hinweg kann nicht nur die Nasenschleimhäute, sondern sogar die Darmflora stören. Ein besseres Mittel sind selbstgemachte Nasentropfen.

Vermischen Sie dazu 50 ml Olivenöl und 1 EL Holzkohle. In das Olivenöl können Sie noch ein bis zwei Tropfen Teebaumöl oder ätherisches Pfefferminzöl zur

Desinfektion geben. Nun können Sie etwas davon mit einem Wattestäbchen auf die Nasenschleimhäute streichen. So wird der Nasenraum sanft gereinigt.

Halsschmerzen und Husten

Bei Halsschmerzen und Husten hilft es, Salbeitee zu trinken oder damit zu gurgeln. Auch Thymiantee und Spitzwegerichtee sind zu empfehlen.

Vitamintrunk

Vitaminreiche Getränke und Frucht-Smoothies stärken unsere Abwehrkraft. Trinken Sie z.B. am Morgen als Mahlzeitersatz den frisch gepressten Saft von 2 Pampelmusen, 2 Orangen und 2 Zitronen, mit 2 Teelöffeln Honig gesüßt. Trinken Sie weiterhin über den Tag verteilt reichlich Wasser.

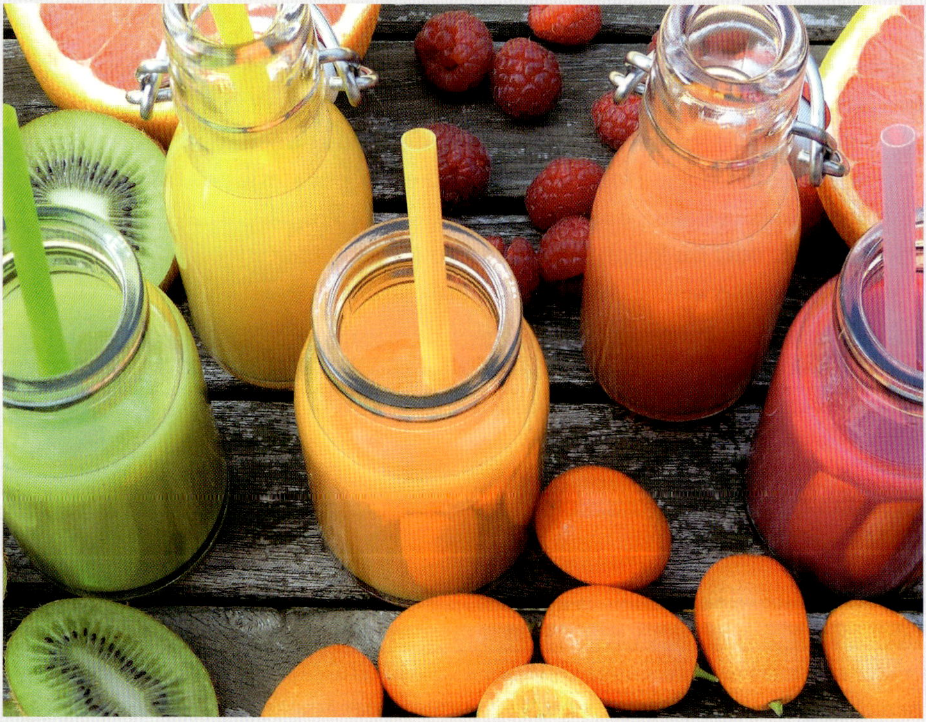

13 | Rezepte

1. MEINE FRÜHSTÜCKS-TIPPS

Ein alter Spruch sagt: „Iss morgens wie ein Kaiser, mittags wie ein König und abends wie ein Bettelmann." Diese Essensordnung ist heute auf den Kopf gestellt. Zum Frühstück trinken wir vielleicht eine Tasse Kaffee und essen einen Toast mit Marmelade. Dann snackt man sich so durch den Tag und am Abend kommt unsere deftigste Hauptmahlzeit, die mit Rücksicht auf unsere Verdauung allerdings die leichteste und sparsamste sein sollte.

Ich halte **Hafer** für eine unserer großen Ernährungskraftquellen am Morgen. Hafer hat viele gute Eigenschaften. Er hält uns lange satt, senkt den Cholesterinspiegel, hat viele Schleimstoffe und ist daher gut für die Verdauung und bei Darmerkrankungen. Er stärkt, beruhigt und regt unsere Nerven an, was gerade im Hinblick auf unsere stressreiche Arbeit wichtig ist. Hafer ist gut für Diabetiker geeignet und auch Menschen mit Zöliakie (Glutenunverträglichkeit) können ihn meist gut vertragen, da er kaum Gluten enthält. Hafer ist eine reine Kraftquelle und hält uns bis zum Mittag satt, sodass wir nicht immer zwischendurch essen müssen.

Rezeptvorschlag: Haferfrühstück für zwei Personen (nach Christiane Frauenlob)

Lassen Sie eine Tasse frisch gequetschte Haferflocken über Nacht mit 2 Tassen Wasser bedeckt stehen. Zerkleinern Sie am Morgen zwei Äpfel, eine Banane, vier Datteln, zwei Feigen, zwei Esslöffel Rosinen oder Cranberries und zwei Esslöffel Nüsse (Haselnüsse, Walnüsse, Mandeln, Cashewkerne). Mischen Sie alles zusammen mit dem Saft einer Zitrone unter den Hafer. Das Müsli lässt sich im Kühlschrank bis zum nächsten Tag aufbewahren oder sogar einfrieren.

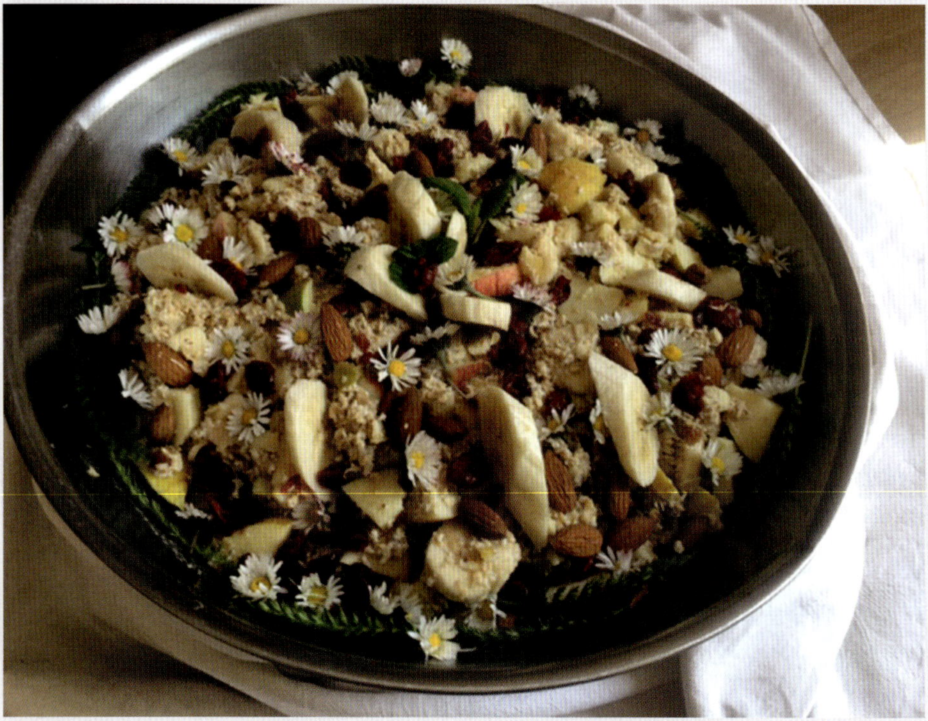

Die **Hirse** kommt ursprünglich aus Asien, wurde aber in Deutschland schon um 5000 v. Chr. angebaut. Bis vor 100 Jahren aßen die Menschen viel Hirse, sie geriet dann aber in Vergessenheit. Dabei enthält sie sehr viele Mineralstoffe, B-Vitamine und Kieselsäure. Hirse entschlackt und gleicht einen Mineralstoffmangel aus. Hirse stärkt auch das Lungengewebe und ist daher bei Asthma und Bronchialkatarrh hilfreich.

Durch die in ihr enthaltene Kieselsäure wirkt sie als großer Knochenstärker und Gesundmacher. Da mit dem Alter der Siliziumgehalt im Körper abnimmt, der für gesunde Haare, Nägel und Bindegewebe sorgt, brauchen wir Kieselsäure, die das Spurenelement Silizium enthält. Die Kieselsäure hilft, das Bindegewebe zu festigen, gibt eine glatte, frische Haut, kräftiges Haar, gesunde Zähne und feste Nägel.

Deshalb sollten wir das wertvolle Getreide Hirse auf unseren Speiseplan setzen. Hirse kann in vielen Variationen gegessen werden, süß oder auch pikant als Suppe, Klößchen oder Auflauf – der Phantasie sind keine Grenzen gesetzt.

Rezeptvorschlag: Himmlische Hirse (nach Christiane Frauenlob)

Kochen Sie 100 g Hirse mit 400 g Wasser ca. 30 Minuten lang und lassen Sie diese abkühlen.
Zerkleinern Sie 3 große Äpfel und 2 Bananen, geben Sie 3 Esslöffel Dattelmus oder Ahornsirup dazu, 3 Esslöffel gehackte Mandeln oder Walnüsse sowie 2 Esslöffel Zitronensaft.
Schlagen Sie 200 g Sahne und vermischen Sie diese mit 100 g Quark oder Joghurt (wenn Sie basisch essen wollen, müssen Sie den Quark oder Joghurt allerdings weglassen).
Vermischen Sie die Hirse mit der Frucht-Nuss-Mischung und dem Sahnequark. Der Hirsebrei kann auch mit gefrorenen oder frischen Himbeeren oder Kirschen verfeinert und mit Kokosraspeln und diversen Früchten garniert werden.

2. MEINE SÜSSEN KLASSIKER – FÜR FRÜHSTÜCK, KAFFEETRINKEN ODER ZUM DESSERT

DATTELMUS

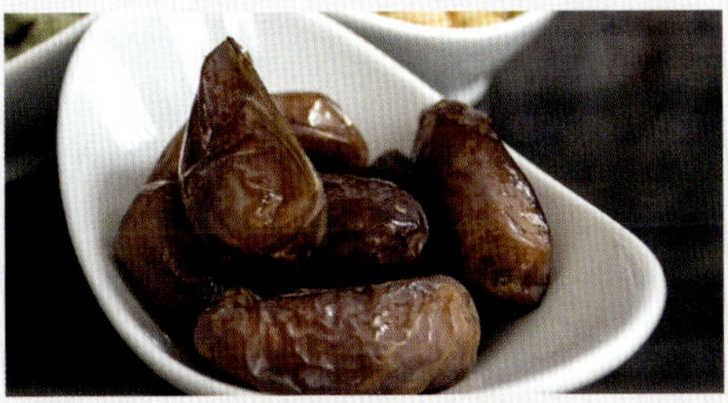

1 Tasse getrocknete Datteln in Wasser über Nacht (oder 2 Stunden in warmem Wasser) einweichen lassen. Fein mixen und als Süßungsmittel bei Quarkspeisen, Müsli etc. verwenden.

LECKERES FRISCHES PFLAUMENMUS

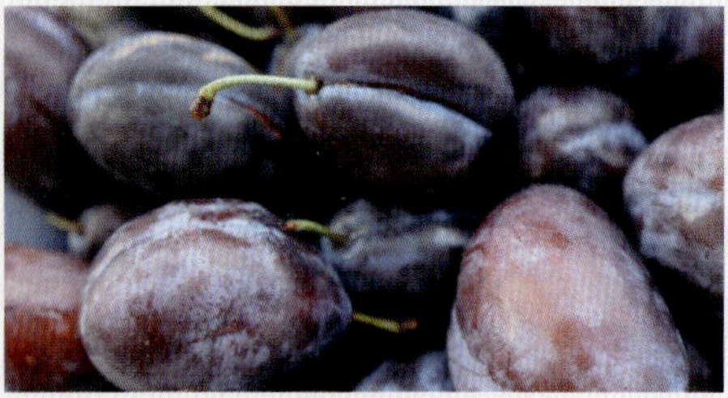

1 Tasse getrocknete Pflaumen in Wasser über Nacht einweichen lassen. Zusammen mit dem Saft einer Zitrone und 1 TL Zimt fein mixen. Das Pflaumenmus hält sich einen Monat im Kühlschrank.

GESUNDES NUTELLA

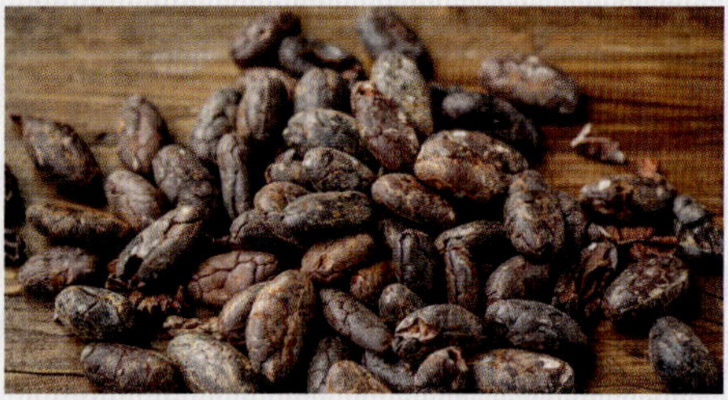

200 g Nussmus (Mandelmus o.Ä.)
100 g Butter
4 EL Kakao
4 EL Honig
Alles fein mixen.

FRÜCHTE-POWER-PRALINE

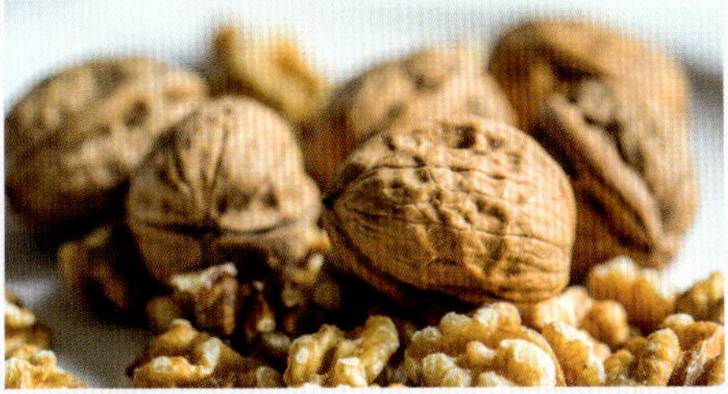

10 getrocknete Datteln (ohne Kern)
5 getrocknete Feigen (vorher bedeckt 2-3 Stunden oder über Nacht einweichen)
100 g Walnüsse (grob gehackt), Sonnenblumenkerne oder sonstiges
50 g Kakao
Alles fein mixen. Nach Geschmack z.B. mit Rum-Aroma oder Kaffee-Aroma verfeinern. Ist die Masse zu weich, mit Haferflocken auffüllen. Zu kleinen Kugeln formen. In Kokosraspeln wälzen und kühl lagern.

ENERGIEKUGELN

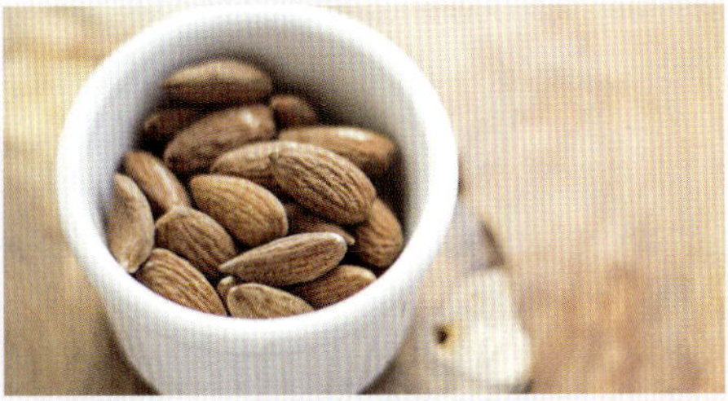

100 g feine Haferflocken
100 g geriebene Mandeln
100 g Kokosraspeln
5 EL Dattelmus
Alles fein mixen. Nach Geschmack z.B. mit Kakao, Bittermandel-Aroma oder Vanille verfeinern. Kugeln formen und kühl stellen.

APFEL-CRUMBLE

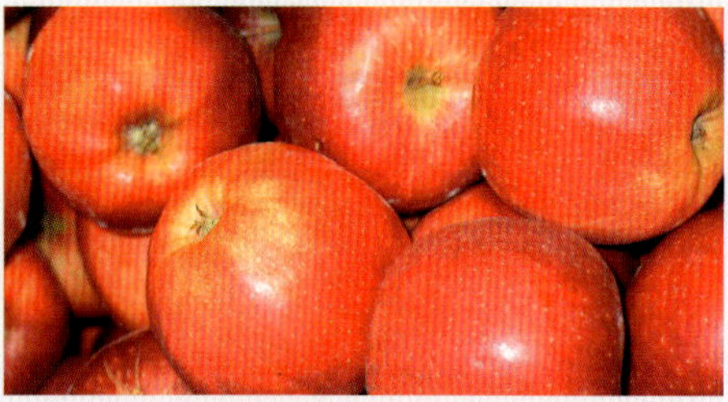

4 Äpfel reiben und mit 100 g Kokosraspeln, dem Saft einer Zitrone, 1 TL Zimt und einer Prise Vanille mischen und in eine Auflaufform geben.

Für gesunde Streusel: 100 g fein gemahlene Mandeln, 80 g Butter, 80 g Dattelmus oder fein gehackte Datteln vermischen und krümelig zwischen den Fingern verreiben. Nach Bedarf mit zarten Haferflocken verfeinern. Über die Apfelmischung streuen. 20 Minuten bei 180 Grad backen. Mit Vanillesoße oder Eis servieren.

FRÜCHTEBROT

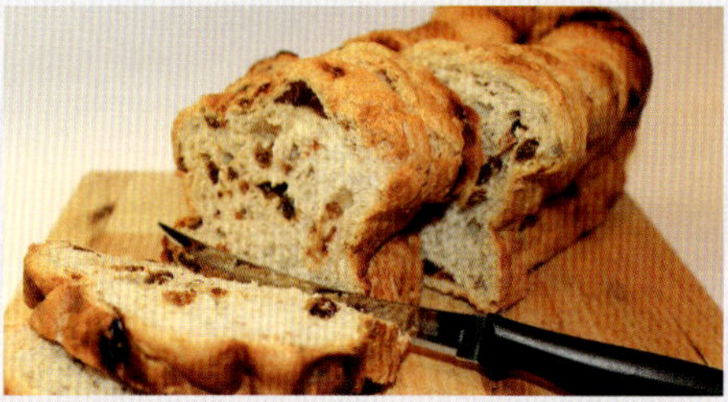

500 g Dinkelmehl
½ Pck. Hefe
250 ml Wasser
500 g getrocknete Rosinen, Feigen, Datteln, Aprikosen oder Äpfel
200 g Walnüsse oder Mandeln
1 EL Zimt oder Lebkuchengewürz

Trockenfrüchte klein schneiden und über Nacht einweichen. Das Einweichwasser für den Hefeteig nutzen. Mit allen Zutaten einen Hefeteig herstellen. In einer Brotform oder Kastenform 60 Minuten bei 180 Grad backen.

GETROCKNETE APFELRINGE, ANANASSCHEIBEN, APRIKOSEN …

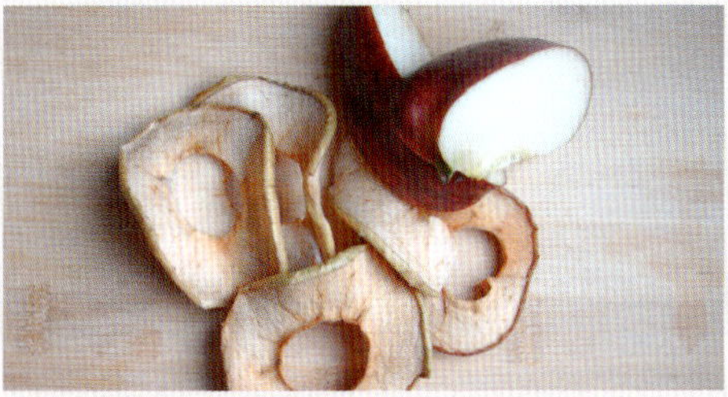

Hier sind der Kreativität keine Grenzen gesetzt. Ein guter Dörrautomat ist gerade für Familien mit Kindern hilfreich, um die Menge der ungesunden Süßigkeiten zu reduzieren. Man kann die Früchte aber auch im Backofen dörren.

NATURJOGHURT MIT FRISCHMARMELADE

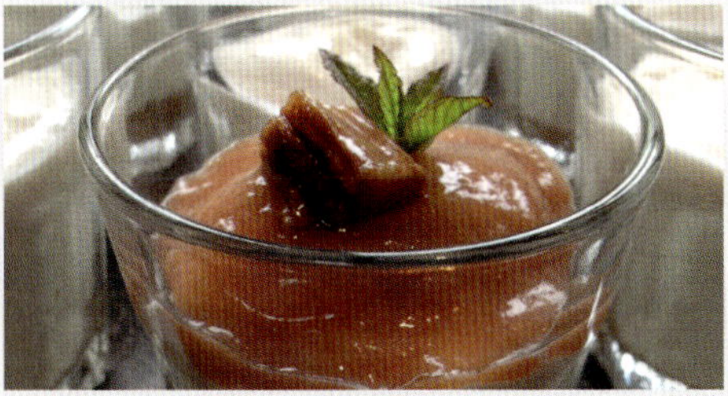

Mischen Sie sich einen guten Naturjoghurt mit frischem Obstmus aus püriertem Obst Ihrer Wahl.

SELBSTGEMACHTES EIS OHNE ZUCKER

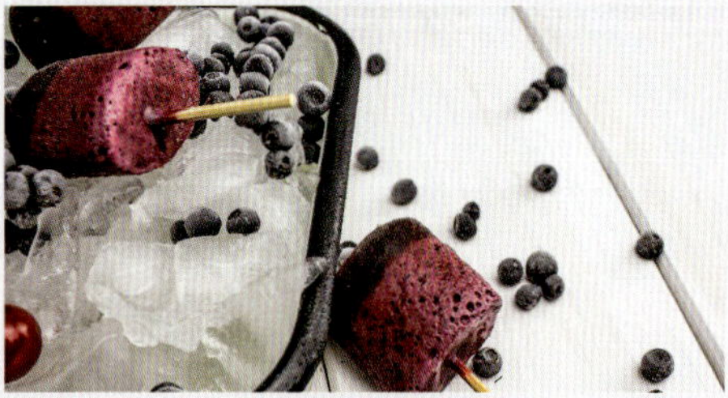

Früchteeis:
Bananen schälen, in 1 cm kleine Stücke schneiden, einfrieren.

Zusammen mit anderen gefrorenen Früchten (z.B. Erdbeeren, Kirschen) im Mixer zerkleinern. Je nach Geschmack mit Sahne, Joghurt, Vanille oder Zitronensaft verfeinern oder mit Dattelmus süßen.

APFEL-BANANEN-SPEKULATIUS-EIS

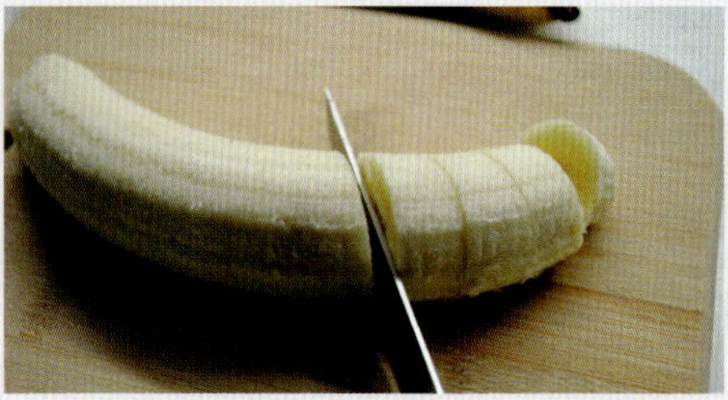

2 Äpfel mit Schale in Stücken und 1 Banane in Scheiben einfrieren.
Dann mit 8 Spekulatius-Plätzchen und 100 g Sahne fein mixen.

HAFERFLOCKENMAKRONEN

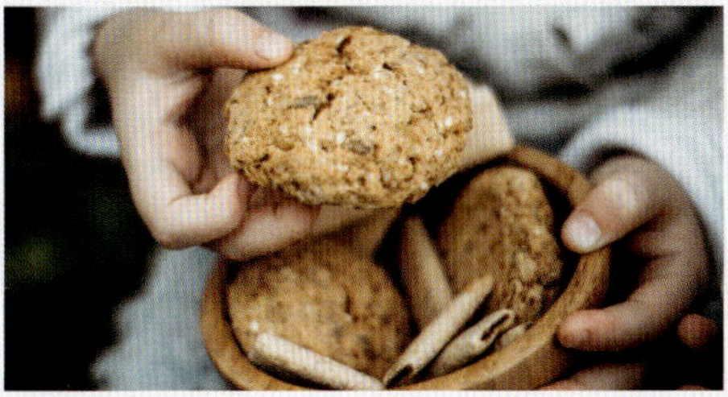

2 Tassen Haferflocken
1 Tasse Dinkelmehl
¾ Tasse Dattelmus oder Honig
1 Ei
1 Pck. Vanillezucker
½ Pck. Backpulver

Alles miteinander vermengen. Die Masse in Häufchen auf ein Backblech setzen und 30 Minuten lang bei 160 Grad backen.

DER GUTE ALTE BRATAPFEL

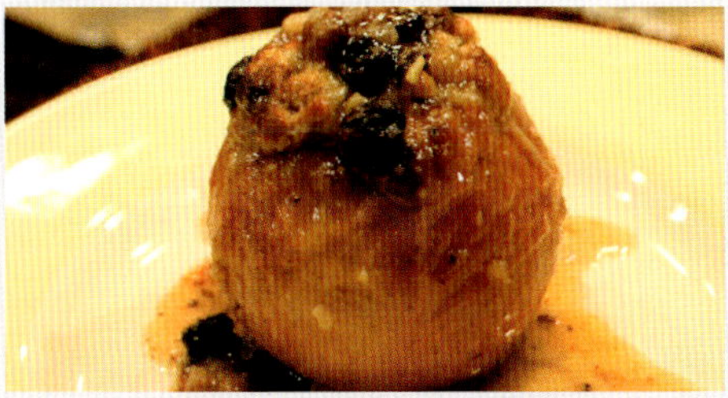

Einen Apfel aushöhlen und z.B. mit Backpflaumen und Mandeln, Bio-Dominosteinen, Marzipan oder Rosinen füllen. Bei 180 Grad 30 Minuten lang backen.

GRÜNER MINERALPOWERTRUNK, SÜSS ODER PIKANT

SÜSS

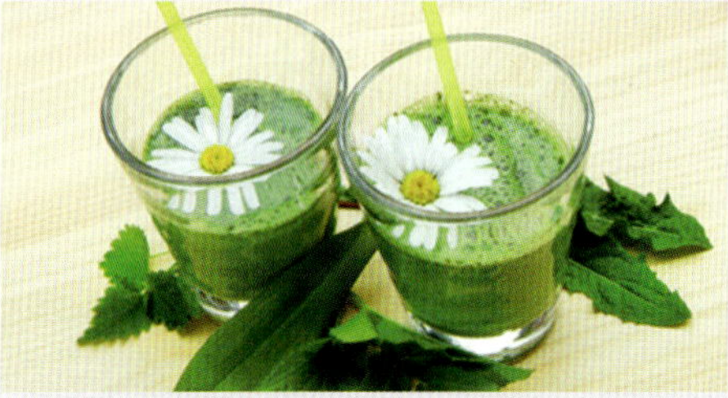

1 Banane oder 300 g Ananas, 1 Orange, Saft einer Zitrone
evtl. 2 Feigen oder 1 EL Honig
300 ml Wasser oder 300 g Ananas, Orangen- oder Apfelsaft
1 - 2 Handvoll Wildkräuter
Im Mixer 1 Minute auf höchster Stufe (Thermomix: Stufe 10) verrühren.

PIKANT

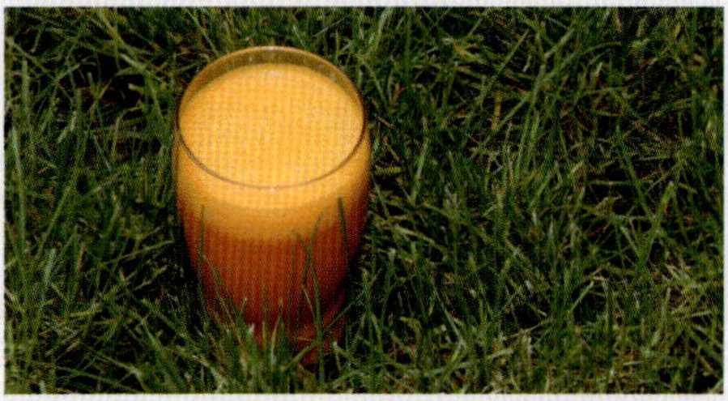

Tomaten-, Möhren-, Rote Betesaft oder Buttermilch zu gleichen Teilen (insg. ca. 250 ml)
2 Handvoll Wildkräuter
Im Mixer 1 Minute auf höchster Stufe (Thermomix: Stufe 10) verrühren.

WILDKRÄUTERPESTO

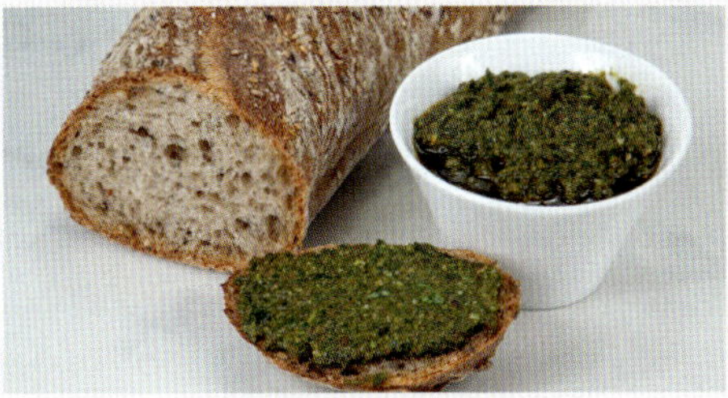

Zwei Handvoll Giersch, Brennnessel, Gundelrebe, Bärlauch und Löwenzahn. Alle Zutaten mit 100 g Sonnenblumenkernen, 100 g Parmesan, 300 ml Olivenöl, Saft ½ Zitrone, Kräutersalz und nach Geschmack Knoblauch vermischen. Im Mixer 1 Minute auf mittlerer Stufe (Thermomix: Stufe 7 - 8) verrühren.

WILDKRÄUTERSALZ FÜR DIE GESUNDHEIT

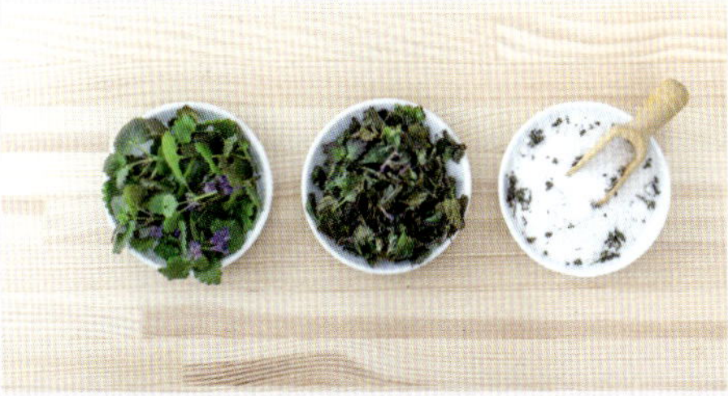

Getrocknete Kräuter nach Geschmack und Vorlieben auswählen und im Mixer zerkleinern. Mit 100 g Meersalz mit 50 g getrockneten Brennnesselsamen vermischen.

VITAL-FRÜHLINGSSALAT

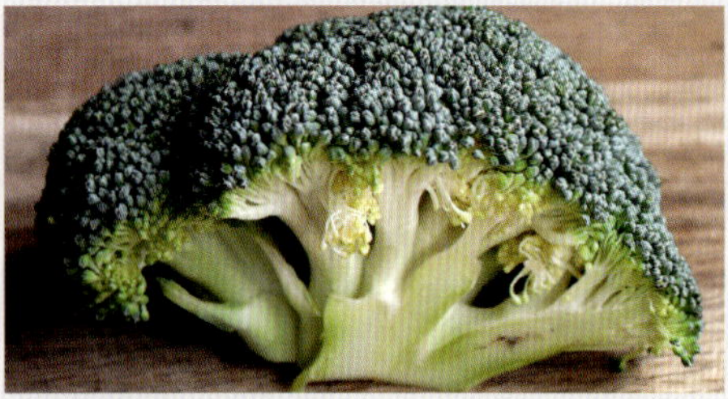

200 g Brokkoli, in Röschen
1 rote Paprika, in Stücken
1 Apfel, geviertelt
30 g Sonnenblumen- oder Kürbiskerne
eine Handvoll Wildkräuter
Dressing: Olivenöl, Saft 1 Zitrone, Kräutersalz, evtl. etwas Senf

Obst und Gemüse im Mixer 5 Sekunden auf kleiner Stufe (Thermomix: Stufe 4) zerkleinern.

KRÄUTER-SUPPE

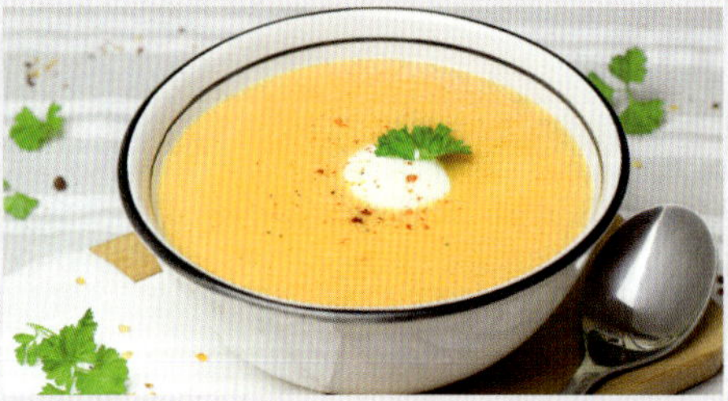

5 Möhren
4 größere Kartoffeln
2 große Handvoll Wildkräuter
1 ½ l Brühe, ½ Becher Sahne

Gemüse und Kräuter klein schneiden und mit Brühe auffüllen. Nach einer Garzeit von etwa 30 Minuten pürieren. Die Sahne zugeben. Mit verschiedenen Blüten garnieren.

KRÄUTER-BUTTER

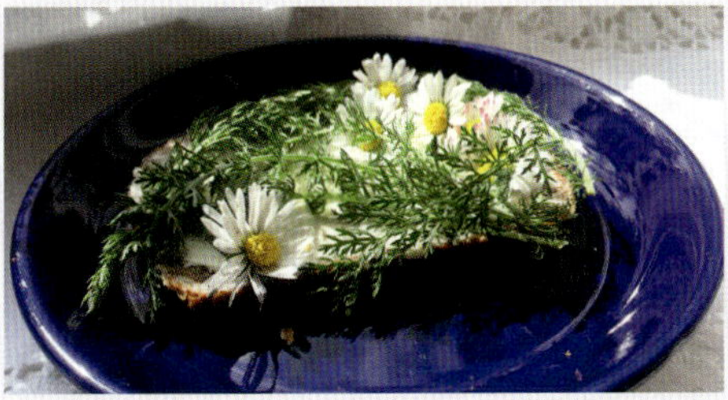

250 g Butter
1 - 2 Handvoll Wildkräuter (schmeckt auch lecker mit 1 Bd. Bärlauch)
Salz
Saft einer Zitrone
Kräutersalz oder Knoblauch nach Geschmack

Die Wildkräuter fein hacken. Anschließend alles in die weiche Butter rühren.

GRÜNE BRÖTCHEN

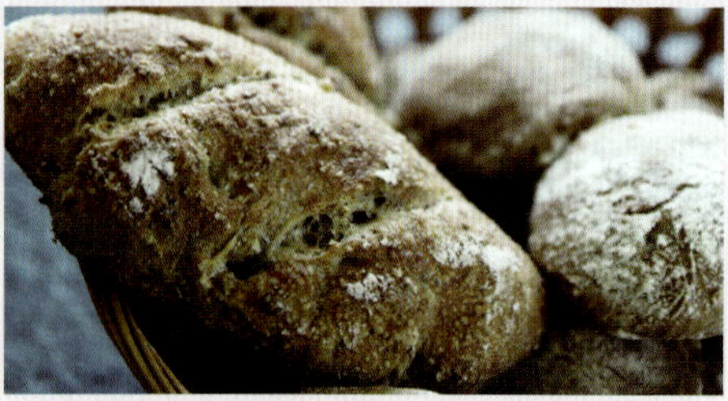

500 g Dinkelvollkornmehl
½ Päckchen Hefe
ca. 300 ml Wasser
1 TL Honig
½ TL Salz
2 Handvoll Wildkräuter
Evt. 100 g Körner – z. B. Sonnenblumenkerne, Leinsamen, Sesam, Kürbiskerne.
Einen Hefeteig herstellen und über Nacht gehen lassen. Brötchen formen und ca. 20-25 min bei 200 Grad backen

FRISCHKÄSEVARIATION

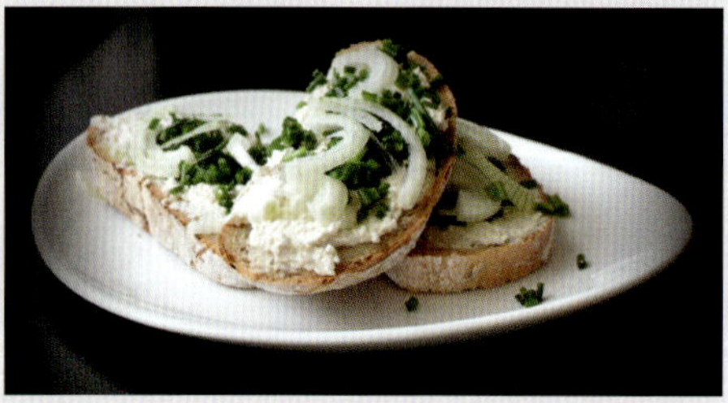

Eine Packung Frischkäse mit einer Handvoll Wildkräuter, Zitronensaft und etwas Kräutersalz mixen.

NYMPHENSPEISE

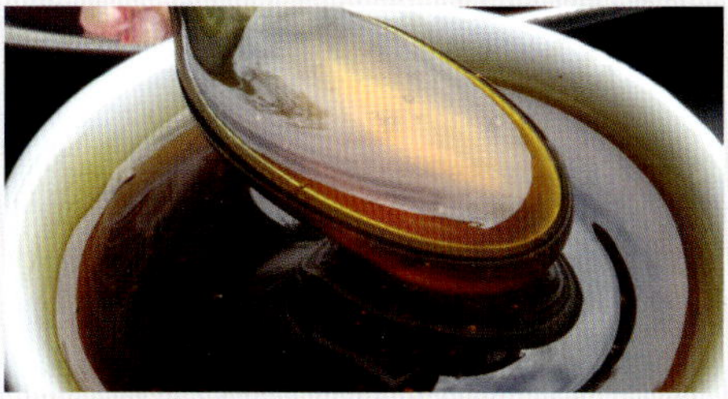

250 g Quark
125 g Joghurt
1 EL Honig
Mark einer Vanilleschote
100 ml Sahne
1 EL sehr fein gehackte Pfefferminzblättchen
Zartbitterschokoladenstreusel

Feine Quarkspeise zusammenrühren und mit Streuseln garnieren.

Unsere Welt – ein Geschenk auf Zeit

Wie wir gesehen haben, hat Gott uns mit einem unglaublichen Reichtum umgeben. In unserer unmittelbaren Umgebung finden wir eine Vielfalt an Heilkräutern, die uns zum Besten dienen. Darüber hinaus sind wir mit vorzüglichen Lebensmitteln gesegnet, die unserem Körper und unserer Seele guttun, wir sind von einer wunderschönen Natur umgeben, in der wir uns bewegen und zur Ruhe kommen können, wir haben genug Wasser zur Verfügung, das unsere Zellen aufatmen lässt, sind in Beziehungen eingebunden, eingeladen, mit Gott in Beziehung zu treten, und vieles mehr. Gott meint es gut mit uns. Das spüren wir an allen Ecken und Enden. Unser Wohlsein liegt ihm am Herzen und er hat uns alles zur Verfügung gestellt, was wir für ein gesünderes, gelasseneres, glücklicheres Leben brauchen.

Mich erfüllt diese Erkenntnis mit tiefer Dankbarkeit. Und vielleicht liegt es auch mit daran, dass mir persönlich im Lauf der Jahre immer wichtiger geworden ist, nicht nur gut zu mir selbst und meinen Mitmenschen zu sein, sondern auch auf unsere Schöpfung zu achten. Gott hat uns diese wunderbare Erde geschenkt, um sie zu bebauen und zu bewahren. Dieser Auftrag wurde uns im Garten Eden ganz klar gegeben. Doch als Christen überlassen wir es bis heute allzu oft anderen, für den Erhalt und die Bewahrung der Schöpfung und der Geschöpfe zu sorgen, und klammern diesen Bereich aus unserem Glauben aus. Dabei gilt der Schöpfungsauftrag Gottes nach wie vor und er sollte uns wieder neu die Initiative ergreifen lassen.

Ein ermutigendes Vorbild ist mir da die christliche Micha-Initiative geworden, ein Netzwerk von Christen, das sich weltweit für Achtsamkeit im Umgang mit der Schöpfung, nachhaltiges Leben sowie Barmherzigkeit und globale Gerechtigkeit einsetzt und sich dabei an einem Vers aus dem Buch des Propheten Micha orientiert:

„Es ist dir gesagt worden, Mensch, was gut ist und was der Herr von dir erwartet: Nichts anderes als dies: Recht tun, Güte und Treue lieben, in Ehrfurcht den Weg gehen mit deinem Gott." (Micha 6,8)

Auch in Deutschland ist die Micha-Initiative vertreten. In der Aktionsbroschüre „Verliebt wie am 7. Tag" (siehe www.micha-initiative.de) las ich, dass wir in Deutschland pro Jahr so viel Ressourcen aufbrauchen und so viel Abfälle produzieren, dass wir auf Dauer gesehen eigentlich 2,6 Erden bräuchten, um unseren verschwenderischen Lebensstil aufrechtzuerhalten. Wir leben also auf Kosten der kommenden Generationen. Das hat mich wachgerüttelt dafür, dass mein Leben und wie ich es hier in Deutschland führe, Konsequenzen hat für die nächste Generation und bei Menschen in anderen Erdteilen Armut, Hunger und Not verursacht. Ich habe begonnen, mich zu fragen, wie mein persönlicher „ökologischer Fußabdruck" aussieht. Dann habe ich bei „Brot für die Welt" unter www.fussabdruck.de einen „Fußabdrucktest" gemacht und war sehr erstaunt und auch ein wenig erschrocken, dass ich trotz meiner, wie ich es einschätzte, eher nachhaltigen Lebensweise (bewusste Ernährung, Einkaufen mit dem Rad, Kleidung überwiegend aus dem Second Hand Shop ...) immerhin fast 2 Welten verbrauche! Vielleicht haben ja auch Sie Lust, einmal diesen Test zu machen. Mir hat er die Augen geöffnet und mich in manchen Bereichen zum Umdenken gebracht.

Der erste Schritt hin zu einem besseren Umgang mit der Schöpfung und einer gerechteren Welt beginnt bei mir selbst und meinem Lebensstil, z.B. meinem Kaufverhalten, meiner Ernährung oder meinem Fahrverhalten. Die Micha-Initiative gibt hier für viele unserer Lebensbereiche wichtige Impulse.

Nachwort

Liebe Leser und Leserinnen,
in diesem Buch habe ich Sie an meinen Erfahrungen von über 30 Jahren Ernährungs- und Heilkräuterwissen teilhaben lassen. Es soll für Sie eine Ermutigung sein, sich auf den Weg zu machen und in kleinen Schritten das eine oder andere selbst auszuprobieren und zur Gewohnheit werden zu lassen. Dadurch können Sie nach und nach einige Bereiche Ihres Lebens positiv verändern. Ich wünsche Ihnen, dass Sie eigene gute Erfahrungen mit den Naturheilschätzen, die uns der Schöpfer geschenkt hat, machen können. Folgenden Segensspruch, der mir am Herzen liegt, möchte ich Ihnen gerne noch mit auf den Weg geben:

Der Herr segne dich.
Er erfülle deine Füße mit Tanz,
dein Herz mit Zärtlichkeit,
deine Augen mit Lachen,
deine Ohren mit Musik,
deine Seele mit Frieden.
(afrikanisches Segensgebet)

Ihre Ruth Pfennighaus

Literaturempfehlungen

Ruth Pfennighaus, Vom Unkaut zum Heilkraut - 12 heimische Wildkräuter zum Entdecken (über www.ge-haus.de zu beziehen)

Ruth Pfennighaus und Luisa Woltmann, Vollwertige Alltagsküche. 50 einfache, vollwertige Rezepte (über www.ge-haus.de zu beziehen)

Doris Grappendorf, Die Wildkräuter-Apotheke. (Über Ruth Pfennighaus zu beziehen. Empfehlenswert zur intensiveren Lektüre der Kräuter. Kurz, prägnant, einfach und gut im Alltag umzusetzen. Weitere empfehlenswerte Bücher von Doris Grappendorf finden Sie unter www.dorisgrappendorf.de)

Gregor Hasler, Die Darm-Hirn-Connection, Klett-Cotta 2020.

Margret Madejsky, Lexikon der Frauenkräuter: Inhaltsstoffe, Wirkungen, Signaturen und Anwendungen. AT Verlag 2008.

Prof. Dr. Andreas Michalsen, Heilen mit der Kraft der Natur – Meine Erfahrung aus Praxis und Forschung – Was wirklich hilft. Insel Verlag 2017.

Jürgen Schilling, Kau dich gesund. TRIAS-Verlag 2011.

Verliebt wie am 7. Tag, Informations- und Aktionsbroschüre zum „Weg der Würde“. (Erhältlich bei der Micha-Initiative Deutschland als Heft oder als Download: www.micha-initiative.de)

Außerdem finden Sie schöne Kräutervideos von Ruth Pfennighaus auf:
www.youtube.com oder www.hopetv.de

Buchempfehlungen

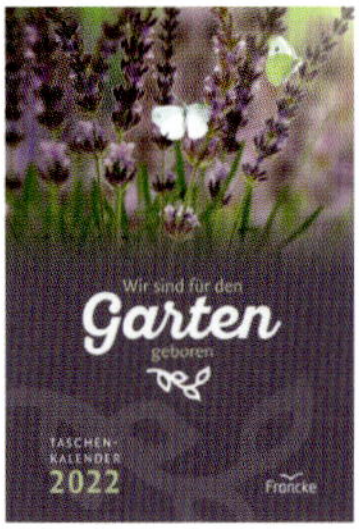

Taschenkalender
Wir sind für den Garten geboren
ISBN 978-3-96362-202-1
208 Seiten, gebunden, Froschtasche,
abgerundete Ecken, Gummiband, Stiftschlaufe

Eine weitere Ausgabe des beliebten Taschenkalenders – mit neuen Rezepten und Gesundheitstipps aus der Feder der Ernährungsberaterin Ruth Pfennighaus, voller frischer Impulse für ein achtsames Leben.

Kleine Frauenkräuterkunde
Heilsames aus meinem Himmelsgärtchen
ISBN 978-3-96362-136-9
93 Seiten, gebunden

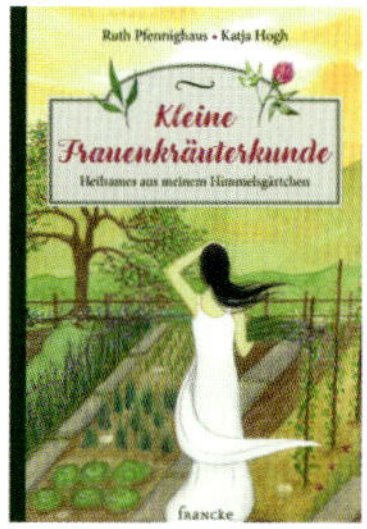

Entdecken Sie die Wirkkraft unserer Kräuter und Wiesenpflanzen! Berührende Bilder, Gedichte und Segensverse verbindet die Autorin mit eigenen Erfahrungen, handfestem Kräuterwissen, praktischen Gesundheitstipps und Naturkosmetikrezepten.

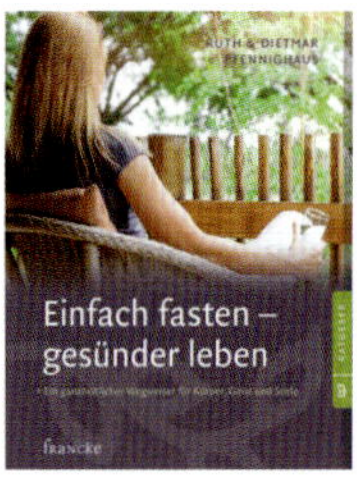

Einfach fasten - gesünder leben
Ein ganzheitlicher Wegweiser für Körper, Geist und Seele
ISBN 978-3-96362-144-4
219 Seiten, Paperback

Ein wertvoller Begleiter für Ihre Fastenreise mit Anregungen für Fasten-Varianten, Entlastungstage, Fastenbrechen und Aufbautage. Mit spirituellen Impulsen und Übungen zur Stärkung der Achtsamkeit.

Über das Ganzheitliche Gesundheitshaus und den Hoffnungsgarten

Initiatoren und Gründer sind Dr. Dietmar Pfennighaus, Theologe, Pädagoge, Supervisor und Leiter des Weiterbildungsinstituts für Systemische Beratung und Seelsorge (ISBUS), sowie Ruth Pfennighaus, Phytotherapeutin, Gesundheits- und Ernährungsberaterin und Fastenwanderleiterin.

Das *Gesundheitshaus* versteht sich als Wegweiser für ganzheitliche Gesundheit. Ganzheitlichkeit bedeutet für Ruth und Dietmar Pfennighaus, die Bereiche Naturheilkunde, Medizin, Beratung und Gebet miteinander zu verknüpfen und sich gegenseitig bereichern zu lassen. So können noch nicht genutzte Potenziale einbezogen werden.

Das *Gesundheitshaus* gibt wertvolle Anregungen, für die in der medizinischen Behandlung mitunter nicht ausreichend Zeit vorhanden ist, und Hilfestellungen zur Bewältigung von Sorgen und Ängsten und für ein erfülltes, gesünderes Leben.
Über die vielfältigen Programme des *Gesundheitshauses* und weitere Publikationen, auch von Dietmar Pfennighaus, können Sie sich informieren unter:

www.ganzheitliches-gesundheitshaus.de
www.ge-haus.de
info@ge-haus.de
Telefon 06421/9720114
Ganzheitliches Gesundheitshaus
Oberweg 55
35041 Marburg

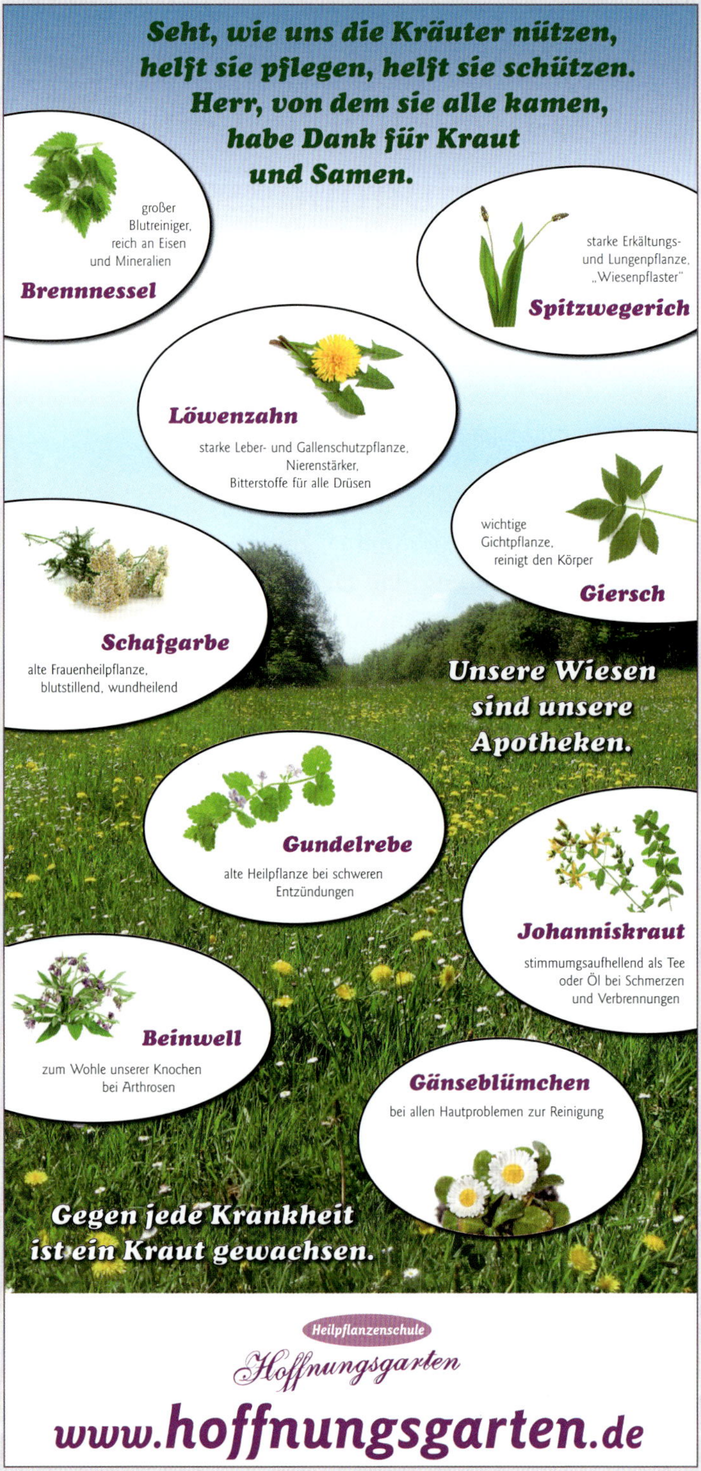

Seht, wie uns die Kräuter nützen,
helft sie pflegen, helft sie schützen.
Herr, von dem sie alle kamen,
habe Dank für Kraut
und Samen.
großer Blutreiniger, reich an Eisen und Mineralien
Brennnessel
starke Erkältungs- und Lungenpflanze, „Wiesenpflaster"
Spitzwegerich
Löwenzahn
starke Leber- und Gallenschutzpflanze, Nierenstärker, Bitterstoffe für alle Drüsen
wichtige Gichtpflanze, reinigt den Körper
Giersch
Schafgarbe
alte Frauenheilpflanze, blutstillend, wundheilend
Unsere Wiesen sind unsere Apotheken.
Gundelrebe
alte Heilpflanze bei schweren Entzündungen
Johanniskraut
stimmumgsaufhellend als Tee oder Öl bei Schmerzen und Verbrennungen
Beinwell
zum Wohle unserer Knochen bei Arthrosen
Gänseblümchen
bei allen Hautproblemen zur Reinigung
Gegen jede Krankheit ist ein Kraut gewachsen.
Heilpflanzenschule
Hoffnungsgarten
www.hoffnungsgarten.de